「**接遇**」とは決して特別なことをすることではなく、
相手を思う気持ちの小さな積み重ね

山下　郁子

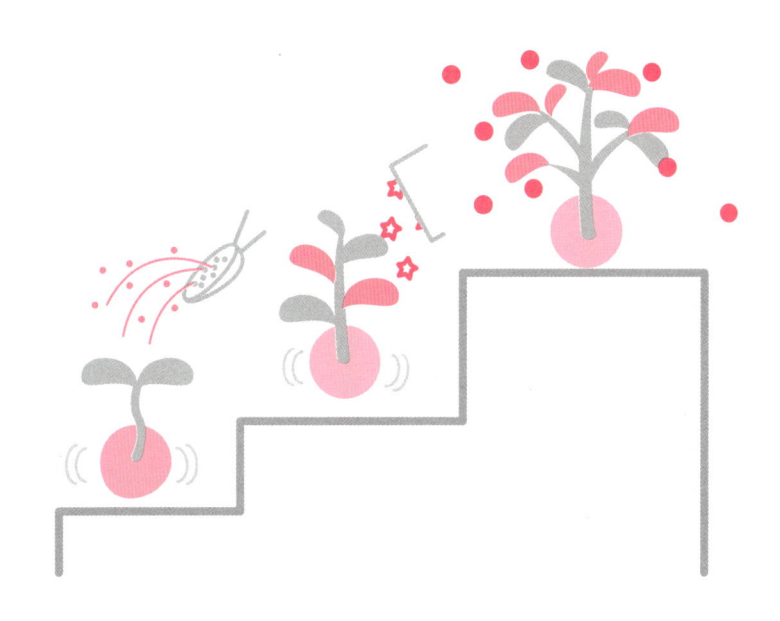

はじめに

　私は「自分で考えられる人材を育てる」をモットーに、新入社員研修やリーダー研修を行う仕事をしています。人材教育の大きなテーマに、いわゆる「接遇」があります。「接遇」というと表面的な立ち居振る舞いと考えられがちですが、本質は心のありようです。「相手を思いやる気持ちを言葉や行動で伝えること」だと思っています。患者さまやお客さまのように外部の人に対するものが「接遇」と捉えられがちですが、それだけではありません。働く者同士の間でも接遇はとてもたいせつなのです。私は、長年の経験のなかで「地域性や業種に関係なく、互いに思いやりをもって仕事をしている職場はとても元気である」ということを感じさせられてきました。人も組織（経営状態）も元気で安定しているのです。

　これまでさまざまな企業や機関で研修をしてきましたが、その一つに医療機関があります。医療機関の特徴は、目に見えないサービスを提供すること、またサービスを受ける人が「患者さま」という心身に痛みや不安を抱えている人だということです。スタッフ数が少ないクリニックなどは常に'face to face'で仕事をします。それゆえに、他の業種以上に相手をたいせつにする心が問われます。

　今は平成になって生まれた人が仕事の第一線で活躍している時代です。研修で若い人と接して感じることは、「対人コミュニケーションが苦手だったり、自分の感情表現がうまくできない人が多い」ということです。ですが、この一冊をきっかけに、臆病にならず積極的に人とかかわることにチャレンジする方がすこしでも増えればとても嬉しく

思います。とくに、クリニックで働く若い世代の皆さんに気づいてほしいことは、「接遇」とは決して特別なことをすることではなく、相手を思う気持ちの小さな積み重ねだということです。最初からうまくいく人などいません。失敗をしながらも「目の前の人にどう接したら安心してもらえるだろう」と自分の心の中にあるやさしさを伝えれば、ちゃんと笑顔が返ってきます。だれの心にもやさしさはあります。そのやさしさをたいせつにしてください。

　約8年間書き続けたいろいろな接遇の形を一冊にまとめました。「接遇」は人の和をつくりだし、仕事を活気づけます。そして、人生をも充実したものにします。この一冊が皆さんの接遇のヒントになり、考えるきっかけになれば光栄です。

　そして最後に、本書をまとめるにあたりお手伝いをしてくださった皆さんに感謝申し上げます。ありがとうございました。

2014年1月
著者

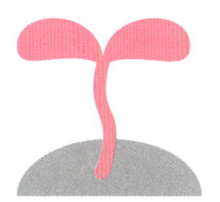

目 次

はじめに …………………………………………………………………………… 2

やさしさを伝える第一歩
1-1 接遇・医療接遇とは ……………………………………………………… 6
1-2 社会人は学生のときとどうちがう ……………………………………… 8
1-3 ここからスタートしよう ………………………………………………… 10
1-4 医療機関でなぜ働くのか ………………………………………………… 12

接遇力アップのヒント 1
おしゃべりは防げる ………………………………………………………… 14

感じのよいクリニックをめざして
2-1 あいさつからすべてがはじまる ………………………………………… 16
2-2 笑顔で安心を届けよう …………………………………………………… 18
2-3 中身がわからないから見た目もたいせつ ……………………………… 20
2-4 身だしなみを整えよう　服装 …………………………………………… 22
2-5 身だしなみを整えよう　髪とメイク …………………………………… 24
2-6 しぐさがやさしさを印象づける ………………………………………… 26

やさしい言葉があふれるクリニックをめざして
3-1 敬語は仕事の基本 ………………………………………………………… 28
3-2 話じょうずになるコツ …………………………………………………… 30
3-3 ちょっとした表現でやさしさを表す …………………………………… 32
3-4 「はい」からはじめるコミュニケーション …………………………… 34
3-5 患者さまにプラスのストロークを ……………………………………… 36
　　　解答＆解説 ……………………………………………………………… 38

接遇力アップのヒント 2
電話のじょうずな対応−見えないからこそしっかり対応……………………………………40

不満のある患者さまへの対応
4-1 心の準備をしよう………………………………………………………………………42
4-2 クレームは怒りを鎮めることがたいせつ……………………………………………44
4-3 対応の原則と三つのチェンジ…………………………………………………………46

混んでいるときの対応
5-1 患者さまに感謝の気持ちを……………………………………………………………48
5-2 患者さまにも仲間にもやさしく………………………………………………………50

誰にでもやさしいクリニックをめざして
6-1 子どもも患者さまのひとり……………………………………………………………52
6-2 これからは高齢者の時代………………………………………………………………54

接遇力アップのヒント 3
モチベーションアップしたいとき………………………………………………………56

教えることでステップ・アップ
7-1 新人を教えよう−みんな最初は新人だった…………………………………………58
7-2 新人研修はオリエンテーションから…………………………………………………60
7-3 接遇インストラクターになろう………………………………………………………62

おわりに
クリニックのサービスを向上するには…………………………………………………64

著者紹介………………………………………………………………………………………66

やさしさを伝える第一歩　1-1

接遇・医療接遇とは

●本当の接遇とは

　「接遇」というと、ときに表面的な立ち居振る舞いだけと考えられがちですが、本質は心のありようです。「相手をたいせつに思う気持ちを意識し、相手の立場に立って考え、それを行動として表すこと」だと思います。

　また、患者さまやお客さまに対して行うのが接遇だと思いがちですが、職場のスタッフの間でも相手をたいせつに思う気持ちが必要です。クリニックは働く人も比較的少人数という施設が多いのではないかと思います。スタッフが常にface to faceで仕事をする環境では、相手をたいせつに思う気持ちはより重要になります。

●医療機関の接遇とは

　医療機関で働くということは、病気や怪我などになった人と日常的に接することです。心身に不安を抱えている人は、周囲からかけられる言葉やまなざしに敏感になっています。普段は気にとめないようなことに、深く傷ついたり、逆に癒されたりもするものです。

　医療機関で提供されるサービスは、一般小売業のように形のみえるものとはすこし異なります。質や価値は直接評価しづらいものですから、他のサービス業以上に、心のもつ意味合いが大きくなります。

　さらに理想をいえば、医療機関のスタッフには、患者さまの表情や交わした会話の内容から、体調や心のありようまでを感じとれる洞察力も求められます。しかし、そうした高みをめざすためにも、まず原点に立ち返ってみることが重要だろうと思います。原点とは、最初にも記した接遇の心、相手をたいせつに思う気持ちです。これがすべての基礎になることですから、十分に理解していくことが必要です。

　すぐに力をつけることはむずかしいかもしれませんが、「なぜ、医療機関で働くのか」の意味を、しっかり胸に刻み込んで努力を続けることが、医療機関の接遇の第一歩です。まず、相手をたいせつに思う気持ちをもちつづけることからはじめましょう。

☑ 接遇の本質

Q 接遇って何？

A
- 相手をたいせつに思う気持ちをもって接すること。
- 相手の立場に立って自分の行動を考えること。

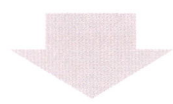

⬇

Q 具体的には？

A 今、この人にどう接したら
- 安心するだろう
- 喜んでもらえるだろう
- 幸せな気分になってもらえるだろう

と考えること。

⬇

Q 接遇で何ができるの？

A
- 心のなかにある相手への思いやりを行動に表すことで、よい人間関係が生まれる。
- 患者さま（お客さま）はもちろん、スタッフ間でもこの気持ちをたいせつにすると、雰囲気のよい職場に変わることができる。
- 心のなかにある思いやりをたいせつにすることで、自分自身を高めることができる。

⬇

Q 医療機関の接遇がほかの接遇とちがうこと

A
- 不幸にして病気になってしまった人がくる。
- 不安を抱えた人がやってくる。
- 提供するサービスは形にみえない。

やさしさを伝える第一歩 | 1-2

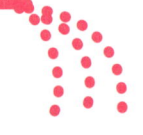

社会人は学生のときとどうちがう

●すべてがちがう社会人

　学生のときは気の合う者同士がグループを組み楽しくやってきました。友人も自分で選ぶことができました。しかし、働く組織は自分の好みで人を選んだ集団ではありません。価値観は、個人の体験や学習によってつくられた「生きていくうえでたいせつにしているもの」です。経験がちがえば価値観がちがうのは当然なのです。この考え方が理解できなければ、「なぜわかってくれないの？」、「なぜ通じないの？」ばかりになります。私たち人間は、ちがう場所で生まれ、ちがった友人たちをもち、ちがう学校を卒業してきたのですから、経験のちがいはあたりまえなのです。

　価値観のちがいを認め合い、一つの集団の中で生きていくことが仕事の第一歩です。仕事では自分の価値観だけを主張してはならないのです。今、医療に携わる者として、患者さまにとってどの価値観が正しいかを見極めて判断していくことが最も重要です。

　これまでの習慣を変えることは簡単なことではありません。もう一度学生と社会人のちがいを確かめて、一つひとつ確実に身につけていきましょう。

●辛抱強く

　一生懸命仕事を覚えようとしても、毎日覚えることややらなくてはならないことはたくさんあります。なかなかうまくいかず、失敗して上司や先輩に叱られることがあるかもしれません。

　そんなときは落ち込んでしまうでしょうが、上司や先輩の願いは、新人スタッフを追い込むことではなく、一日も早く仕事を覚えてもらい、戦力として働いてもらうことなのです。そうすれば教える側の仕事にも余裕が出て、楽になるわけです。叱ってくれた先輩も期待しているからこそ叱るのです。それを忘れないでください。

☑ 学生と社会人のちがいはここ

ポイント	ここがちがう	ちがう理由
お金	□お金を払う立場からもらう立場に変わった	〈学　生〉授業料を払って勉強してきました。勉強しようがしまいが本人次第。
		〈社会人〉仕事の報酬として給料をもらいます。お金をもらうということは、それに見合った仕事をしなくてはならないということです。
組織	□なによりクリニックの信用を落とさない行動を意識する	〈学　生〉自分で勉強して成績をあげればよかった。
		〈社会人〉職場はさまざまな年代・立場の人々が集まり、組織として動いています。一つの目標に向かって全員が力を合わせて働いているのです。組織の一員としてクリニック（病院）の成果をあげることを考えましょう。
人間関係	□人とのかかわり方や人間関係そのものが学生のころとはまったくちがう	〈学　生〉同じ年齢の人たちの集団でした。価値観や考え方なども大きな差はありません。また友人は自ら選んでつきあうことができるので、嫌いな人、苦手な人とはかかわらなくてもすみました。
		〈社会人〉職場はさまざまな世代の集まりです。ときには親子ほどの年の差がある人もいます。友人関係だと誰が一番偉いなどということはなく、フラットな関係でしたが、職場には上下関係が存在します。あの上司は嫌いだから話したくない、というわけにはいきません。好みで人を選んで仕事をすることはありえません。
時間	□すべての面で、自分中心から他人中心へと変化	〈学　生〉寝坊をして授業に遅刻しても、たいせつな授業の内容を聞き逃して困るのは自分でした。
		〈社会人〉社会人は一人で仕事をしているわけではありませんから、困るのは自分ではなく他人なのです。仕事に影響が出るようなプライベートの時間の過ごし方はいけません。
健康	□健康管理ができていないと周りの人に迷惑が及ぶ	〈学　生〉体調を壊して困るのは自分だけです。勉強が遅れても誰も文句はいいません。
		〈社会人〉健康管理も仕事の一つであり、社会人として、とくに医療に携わる人としての基本です。次の日の仕事を考え、しっかり睡眠をとって仕事に備え、職場へはいつもベストコンディションでいきましょう。

| やさしさを伝える第一歩 | 1-3 |

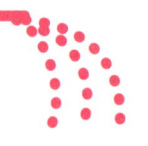

ここからスタートしよう

●返事をしない新社会人

　最近の新社会人はコミュニケーション能力が低下している傾向があるといわれています。人とどのようにかかわっていったらいいのかわからない若者も多いようです。

　「今の若者は」などと、一つの世代を画一的にとらえすぎるのは問題ですが、それまでの世代に比べても、さまざまな年代の人々と直接触れ合う機会自体が、あまり十分とはいえないのは事実かもしれません。驚くかもしれませんが、「名前を呼ばれたら、はいと返事をする」ことから教育をはじめる企業もあります。

　新社会人にしてみれば、今まで教えられてもいないことでいろいろいわれるのは心外でしょうし、なぜ最初から教えてくれないの、と思うことも多いでしょう。

　"ちゃんと教えてよ！"と反発せず、気持ちを切り替えましょう。そしてまずは学生と社会人のちがいをもう一度確認して、自分の行動と意識をチェックしましょう。

●こんなことまで？　そんなことまで！

　自分はきちんとできていると思っていても、先輩たちとの経験や意識のちがいは大きいものです。そんなことまで、ということもときに教えなければならない新社会人もいます。まず、「そんなことまで」を自分でチェックしてみましょう。

☑ こんなことからチェックしよう

チェック項目	そのワケ
□ペン回しをしていないか	見ていて落ち着きません。
□あくびや居眠り、貧乏ゆすりをする	不誠実に映ります。
□どこでも座る、どこでも化粧する、どこでも食べるをなんとも思わない	コンビニや道端で座らない。プライベート空間でやりましょう。
□ゴミは分別してゴミ箱へ	もはやゴミの分別は常識⇒決まった場所に捨てましょう。
□携帯電話やスマートフォンはプライベートで	仕事中はメールであっても、携帯は不要です⇒ロッカーの中にしまっておこう。
□つけまつ毛やネイルアートはあたりまえ？	医療機関のイメージから遠くなります。
□略語（お疲れさま→オツ）、若者言葉（真剣に、まじめに、すごく→ガチ）を使っていないか	仲間にしかわからない理解不能語です。
□ちょーヤバくない？マジっすか？など言葉の乱れ	話し言葉はその人を表す鏡です。
□漢字が書けない、簡単な漢字が間違っている	メールのせいか、実際に書く機会が絶対的に減っています。
□名前をよばれたら「ハイ」と返事をしよう	名前をよばれても目だけを向ける人がいます⇒「ハイ」と声に出して返事をしましょう。
□「ありがとう」をいおう	少子化でだいじに育てられたせいか、人から何かしてもらうのを当然という人が多くなってきました⇒声に出して「ありがとう」をいおう。
□5分前にスタートOK	学生時代は始業ベルまでに席に着けばよかったものです⇒仕事は準備を含めた時間で動こう。
□病欠の電話は自分で	ときどき欠勤の電話をかけてくる親がいます⇒本人がかけられないほどの病状はそうめったにありません。風邪くらいは自分でかけて、きちんと説明しよう。
□感情を表情にのせて	無表情で何を考えているのか、わかりにくい人が多くなりました⇒とくに患者さまには感謝と喜び、痛みや不安への共感は表情で伝えましょう。

やさしさを伝える第一歩 | 1-4

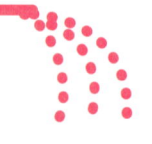

医療機関でなぜ働くのか

●"なぜ働くのか"を意識しよう

「なぜ働くのか」ときかれると、新人の約半数以上は「お金がほしい」と答えます。これも正しい理由の一つです。まだ仕事の経験がない人には、仕事で得られるさまざまなものを具体的にイメージできないからです。だからわかりやすい「お金」になるわけです。残念ながら、「お金」以外のさまざまなものは社会人になったあと、数年かけて感じうるものなのです。働くとは、さまざまな目標があり、経済的・社会的に自立し、自分の可能性への挑戦であり、人生を豊かにしていくためのものです。

●モラルとマナーをもつ人に

社会人にたいせつなのはモラルとマナー。二つはどうちがうのでしょう？　モラルの基準はその人の心の中にあります。マナーは二人以上の人が関係したときに生まれ、人間関係を円滑にするためにあります。よってマナーの基準は自分以外の人にあります。

仕事の場は人の集まりです。働く者同士にも、患者さまとの間にもマナーがよい人間関係をつくります。相手を思いやり、マナーをたいせつにしましょう。

●ホスピタリティーを体現できる人に

医療機関を訪れるということは病をもってくるということです。患者さまは心配や不安でいっぱい。ですから単純に治療して苦痛を緩和するだけでなく、その心を受けとめなければいけません。これがホスピタリティーです。ホスピタリティーとは相手に対する思いやりです。人としてのやさしさを感じさせる対応を実践しましょう。やさしさは誰の心の中にも存在しますが、存在しているだけではいけません。それを相手に伝えることがたいせつです。

やさしさにキャリアや年齢は関係ありません。あなたのやさしさを伝えてください。

☑ 医療機関で第一歩を踏み出すときに意識したいこと

□なぜ働くのか	目標をもつこと。
	経済的・社会的に自立すること。
	自分の可能性への挑戦。
□接遇にはモラルとマナーが必要	モラルとマナーのちがいを知る。
	よい人間関係をつくるのに必要なことは何か。
□ホスピタリティーを体現する	患者さまの心配や不安を受けとめること。
	やさしさを伝えること。
□学生と社会人のちがい	職場では自分の好みが通用しない。
	価値観のちがう人たちと生きていくこと。
	患者さまにとって正しいことは何かを考える。

☑ 接遇にはモラルとマナーが必要　モラルとマナーの違いを知っていますか

Q モラルとは?	・モラルは人格をつくる。
	・モラルは生活信条と行動。
	・モラルには志の高さが表れる。
	・モラルは自立し自律する心。
	・モラルは心を映す鏡である。
Q マナーとは?	・人間関係を円滑にするための潤滑油。
	・社会人として必要不可欠なもの。
	・マナーは形式ではなく心の動きがたいせつ。
	・マナーは相手へのやさしさである。
	・マナーのよしあしを決めるのは自分ではなく周囲の人々で ある。

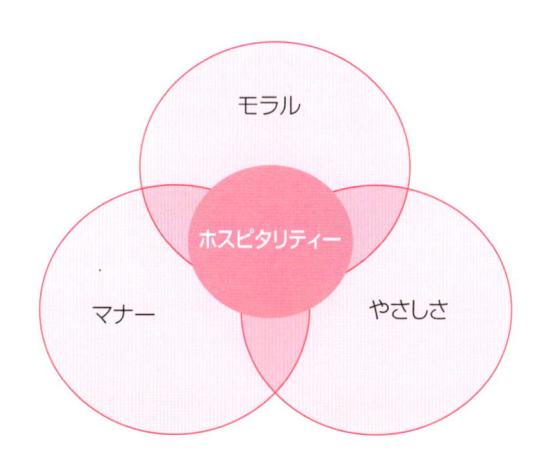

接遇力アップのヒント1

おしゃべりは防げる

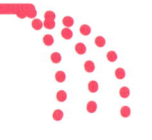

　こんな経験はありませんか。買い物にいったお店で、店員さん同士が何やら楽しそうにおしゃべりをし、ときにはケラケラ笑い声まで聞こえてきます。こちらはいろいろ考えて商品をみているのに、その様子は無神経としか思えずとても不愉快だった。

　医療機関の受付におきかえてください。あなたが患者さまの立場だったらどう思うでしょう。

　おそらく、悪気はないので相手を不愉快にさせているという意識はありません。しかし、悪気がないからこそ今ここでみつめ直さなくてはならないたいせつなことなのです。

●おしゃべりが日常になってしまうわけ

　仕事中におしゃべりに興じるスタッフ、作業をしながら笑い声をたてる看護師たちを目にする患者さまは、まるで自分が忘れ去られたような虚しさを感じます。エスカレートすると虚しさは怒りに変わり、最後はあきれてしまいます。

　おしゃべりはいけないと知っているはずのスタッフが、なぜおしゃべりするのでしょうか？　まず考えられる理由は、職場に"おしゃべりくらいいいんじゃない"という雰囲気があるからです。楽しすぎて自分の立場や環境を忘れてしまうこともあります。患者さまはわざわざ嫌な思いをして注意はしません。だからおしゃべりは日常となり、いつの間にかわるいことという意識すらなくなっていきます。スタッフが仕事に慣れ、仲よくなることはいいことなのですが、慣れすぎはいけません。

●けじめのあるルールでおしゃべり防止

　おしゃべりがはじまらない緊張感のある職場の雰囲気をつくることが一番ですが、そのために細かくルール化することも防止法の一つです。たとえばスタッフの名前は〇〇ちゃんではなく姓で呼び合う、スタッフの会話も敬語で行う、などです。

　このように行動をルール化すると、ダラダラとした雰囲気はなくなり、おしゃべりは続かなくなります。決めたルールを目につくところに貼って意識化したり、朝礼などで言葉で確認するのもよいでしょう。まずは意識改善からはじめてみましょう。

☑ 職場に慣れた？　おしゃべりを生む職場の慣れ

□注意しあっていますか	・おしゃべりを許す雰囲気があり、誰も注意しない。
	・おしゃべりが日常になってしまっている。
□緊張感をもっていますか	・スタッフが仕事に集中していないこと（手抜き）を自覚しない。
	・患者さまの少ないときは緊張もゆるむ。
□目標をもっていますか	・スタッフ自身に改善の意識がうすい。
	・なぜおしゃべりがわるいのか、きちんと話し合われていない。

☑ おしゃべり防止法

こんな口調ではおしゃべりがはじまってしまいます（おしゃべりを誘う NG な会話）

A：Bちゃん、そのファイル取って……

B：うん、これ？　そういえばさー、この前Cちゃんがね……

↓

これなら無駄な話は続きません（けじめのある Good ! な会話）

A：○○さん、そのファイル取ってください。

B：はい、わかりました。こちらですか？

感じのよいクリニックをめざして 2-1

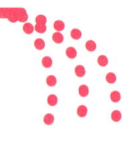

あいさつからすべてがはじまる

●あいさつは基本の基本だから見直そう

　私たちは小さいころから親や学校の先生から「あいさつをしなさい」といわれてきました。あいさつは何の疑いもなく"しなければならないこと"と認識してきました。しかし、原点に戻って考えてみましょう。部屋に入ったとき、そこが無人だったらあいさつはしますか？　誰かがいたらあいさつをしますよね。あいさつをするかしないかのちがいは、人がそこにいるかいないかの差です。もし自分があたかも存在しないように扱われ、認められなかったとしたら、それは人として一番苦痛なことなのです。もう一度あいさつの本質的な意味を考え、あいさつのたいせつさを皆さんで話し合ってください。あたりまえすぎて意外と本質を見失っていることも多くあります。
　効果的なあいさつは、その人の存在を認め、"あなたはたいせつな人"と伝えることができます。

●目と目を合わせよう

　「目は口ほどにものをいう」。相手と目を合わせる「アイコンタクト」は信頼関係を築くうえで欠かせませんが、苦手な人が多くいます。相手の瞳をやさしくみつめましょう。物理的にも上からの目線はいけません。威圧感を与えてしまいます。患者さまは上からの目線で見られたら、何もいえなくなってしまいます。目線の高さを合わせ、やさしくみつめましょう。
　ためしにスタッフ二人がペアになり、向かい合って椅子に座り、目を合わせ、さまざまな視線を感じてみましょう。どちらかの人が視線を合わせたままで顔を右上に動かします。このような視線で見られたら、どれほど嫌な感じか体感できます。横目で見られることの威圧感がわかります。

☑ こんなあいさつは相手の心に届きません

×小さな声	□声をしっかり出そう	相手に届きません。相手に届いてのあいさつです。
×不必要な強調	□自然な話し方をしよう	「おはよう　ございます」や「ありがとう　ございます」とございますを強調する人がいます。これでは「ありがとう」や「おはよう」の意味が通じません。
×相手から先にあいさつをされる	□自分から声をかけよう	自分から先に声をかけましょう。こちらからあいさつをする、名乗るなどは謙遜の態度です。
×時間に合っていないあいさつ	□生活の時間を考えよう	朝10時くらいまでなら「おはようございます」、陽が沈んで暗くなってきたら「こんばんは」。患者さまの年齢・生活時間によって受け取り方はさまざま。切り替えの時間を院内である程度統一すると違和感がないでしょう。
×省略	□最後まで伝えよう	「あ、どーも」と途中で切らずに、「どうもありがとう」や「どうもすみません」と最後までいいましょう。
×ひと言足りない（状況を考えない）	□相手の状況を理解しよう	待ち時間が長くなったなら「お待たせいたしました」、「遅くなりました」のひと言を入れましょう。これがないと、ますますイライラさせてしまいます。

感じのよいクリニックをめざして 2-2

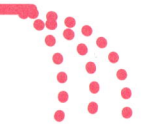

笑顔で安心を届けよう

●患者さまは何のために来院するの？

　あたりまえすぎる質問ですが、ここには私たちが忘れがちなたいせつなことがあります。患者さまは病気や怪我を治しにきています。心のなかは、「ちゃんと治るだろうか」、「痛いのかしら」等々、恐怖や不安でいっぱいです。そんなときスタッフに嫌な表情を向けられたり、冷たくされたらどうでしょう。いつもより傷つき、萎縮してしまいます。スタッフの表情や態度は患者さまにとって大きな問題なのです。常にこのことを忘れてはなりません。どのような表情が患者さまに安心していただけるかを考えましょう。

●安心は笑顔から

　人と接したとき、相手がどのような表情のときに安心し、どのような表情のときに不快感を感じますか？　上からにらみつけるような視線を向けられたら、それだけで相手に好意をもてなくなります。また眉間にしわを寄せて話されたら先々の関係に不安を感じるでしょう。私たちは鏡を見ながら人と接することはありません。自分の表情がマイナスの印象をつくっているかもしれません。ではどんな表情がよいのでしょうか？　それはもちろん笑顔です。

●"笑顔のつもり"と条件反射の笑顔に要注意

　人はよい人間関係を築きたい、相手を安心させたいという思いから笑顔を向けます。しかし、向けられた相手が「この人なら安心」、「いい人みたい」と感じなければ効果はありません。笑顔でたいせつなことは、笑っているつもりではなく、相手が「安心」を感じることなのです。そして笑っただけではなく、今の相手の気持ちや立場、状況を理解した表情をつくり、共感していることを伝えることです。患者さまは「わかってくれている」と感じることが心の安らぎになるのです。

☑ 図解　笑顔のつくり方・鍛え方

自然な笑顔のつくり方

① 目が笑っている
口角は上がっているが、目が笑っていないと冷たい印象になる。口角が上がり、目の下の筋肉（頬骨のあたり）が持ち上がり、目は自然と細くなって目尻が下がるのが自然な笑顔。口元を隠した状態で目が細くなっているかを互いに確認しましょう。笑顔を向けるときはアイコンタクトも忘れずに

② 頬を持ち上げる
頬の筋肉をグッと持ち上げて口角を上げる。口角を引っ張っただけだと不自然な笑顔になる。頬の筋肉を意識して大きく持ち上げる。ウインクをするイメージで

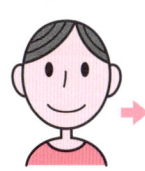

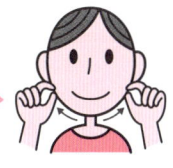

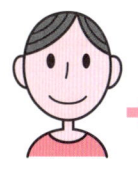

口角を上げる　　　　　　　　頬の筋肉を上下に動かす（左右とも）

③ 歯を見せる
女性は歯が見えるくらいの笑顔のほうが好印象になる。歯茎は見せずに上の歯が見えるようにする。前歯の手入れはしっかりと。最低8本の歯が見えるくらいに口を開ける

④ 左右のバランス
せっかくの笑顔も左右のバランスがわるく均等でないとかえって印象がわるくなってしまう。左右どちらかだけが上がっていると何か企んでいるように映ってしまう。食べ物は左右均等に噛むなどバランスのよい表情筋をつくる

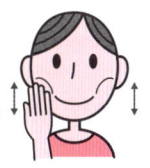

笑顔の鍛え方　表情筋の風船運動

口に空気を含ませ、左上右下順番に頬を風船のようにふくらませ、中の空気を左上右下に移動すると口の周りの筋肉がほぐれる

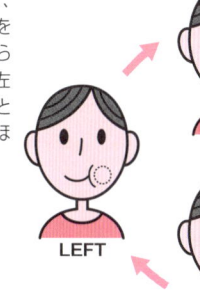

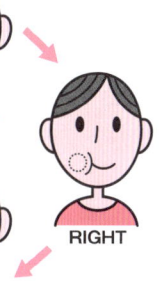

UP → RIGHT → DOWN → LEFT

☑ 笑顔が消えていませんか

☐ 口角が下がっていませんか	「への字」といわれる口の形。暗くて恐いイメージを与えてしまう。
☐ きちんと目を合わせていますか	視線の合致がないと相手がどんな人間かよくわかりません。また、たいせつにされていない感じを与えてしまいます。やさしく相手の瞳をみつめましょう。
☐ 視線が泳いでいませんか	話しながらあちこちに視線が飛んでしまうと落ち着きがなく見えます。心ここにあらずのように集中していないという印象を与えてしまいます。
☐ 眉間にしわが寄っていませんか	一般的にクセでこの表情になっている人が多いようです。この先、治療にかかわるすべてのことがうまくいかないのではないかと不安を与えてしまいます。
☐ 無表情になっていませんか	無表情で喜怒哀楽がわかりづらいと、人間味のない冷たい印象になり近寄りがたいイメージを与えてしまいます。

感じのよいクリニックをめざして 2-3

中身がわからないから見た目もたいせつ

●第一印象は見た目から

　患者さまは医療機関に病気や怪我の治療のほかにさまざまなものを求めます。思いやりややさしさ、温かさや愛をもって接してもらうこと、つまり人対人のソフト面の充実も医療機関に求めるものの一つです。

　人は誰かにはじめて会ったとき、その人に対していろいろな印象をもちます。一般的に「感じがよい」、「感じがわるい」と表現したりします。そのとき、その人の中身はわからないので、目に映る情報から相手を読み取ろうとします。つまり視覚的情報です。人が人を印象づけるとき、視覚的な要素が大きいのです。

　単純に考えるとニコニコして、動作もキビキビと快活で、身だしなみもきちんとしていて誠実さがあり、やさしい声で語りかければ、第一印象で、「感じがよい」と受けとめてもらうことができるということです。人間性もたいせつですが、視覚的に感じのよさを患者さまに伝えていくにはどうすればよいかを考えることもたいせつです。

●医療関係にふさわしい表情と姿勢

　人がはじめて会ったとき、最初に気になるのは一般的に表情と姿勢です。

　表情で気をつけたいのは、医療機関という場所です。不幸にして病気になってしまった人には満面の笑みというわけにはいきません。「笑顔がたいせつ」と満面の笑みで治療した医師が、あとで「私のつらさをわかっていない」と怒られたそうです。状況を判断しながら表情をつくることです。患者さまに安心感を与えるほほえみがたいせつです。

　だらしない姿勢でお迎えするとよい印象にはなりません。背筋をのばし、きびきびとした印象を与えることがたいせつです。さまざまな場面で繰り返されるおじぎについても目に入るものです。自分の思いが届くようなていねいなおじぎをしましょう。

■おじぎの仕方

□姿勢：頭と背筋を一直線にする

□アイコンタクト：やさしく目を合わせる

□表情：表情は柔らかく、笑顔を忘れない

□形：首や肩から倒すのではなく、腰のみを曲げる。「く」の字をイメージする

□リズム：すばやく頭を下げ、いったん止め、ゆっくりと頭を上げる。動きと静止を区別し動作にメリハリをつける

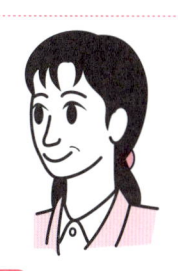

表情
- 口角を意識して頬をグッと上げる（笑っているつもりにならないように鏡でチェック。誰が見てもほほえみとわかるように）
- 目はやさしく相手をみつめ、アイコンタクト（視線の合致）をとる

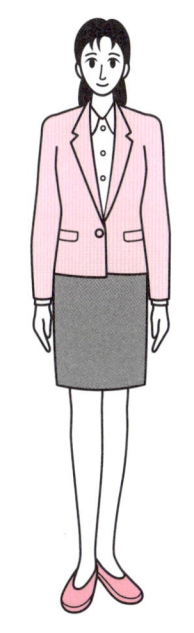

姿勢
- 1cm背が高くなったイメージをもち、背筋をのばす
- 肩は内側に入ると背中が丸くなるので開く
- おヘソの下の腹筋を意識し腰を引き上げる

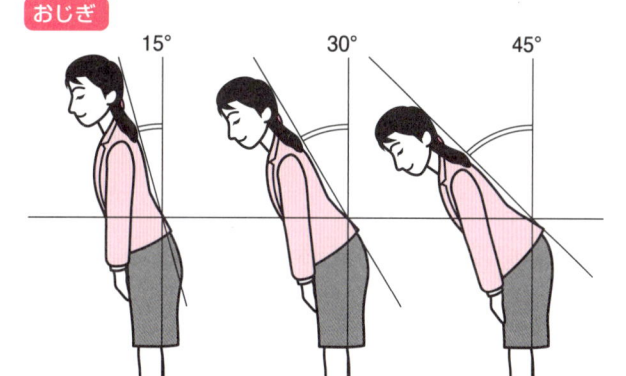

おじぎ
15°　30°　45°

- 上半身はコンクリートや石膏でかたまっているというイメージで腰だけを前に曲げる（顔や頭・首・肩は動かない。腰を曲げたとき自分の足元がみえる場合は首に角度がついてしまっている証拠。2mくらい前に視線がいくはず）
- すばやく腰を曲げ、いったん止める。それから、ゆっくりと腰を上げる（速度差を出すことでていねいさを伝える。いったん止めずに、倒す速度と上げる速度が同じだとていねいさがない。リズムは、1（イチッ）ですばやく、2（ニィ）でいったん静止、3（サーン）でゆっくりと上げる）
- 腰を曲げる角度は、会釈が15度・普通礼30度・最敬礼45度
- 言葉と一緒におじぎをするのが同時礼、言葉を先にいって、その後おじぎをするのが分離礼。分離礼のほうがより格の高いおじぎなので、あらたまった場面では分離礼を行う。会釈などの軽いおじぎは同時礼、クレームなどの謝罪の場合は分離礼をするように心がける

感じのよいクリニックをめざして 2-4

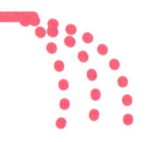

身だしなみを整えよう　服装

　第一印象を決める要素である外見と身だしなみについて考えてみましょう。
　身だしなみを整えるということは、相手に不快感を与えたり失礼にならないよう態度や容姿・服装を整えることです。職種によって相手が思い描くイメージも影響します。たとえばファッション関係の仕事であれば、その服装はカラフルでファッショナブルであっても違和感はありません。また、弁護士のような堅いイメージの仕事であればスーツを着用します。医療現場に合った身だしなみがあります。清潔感と、誠実さがたいせつです。自院の方針を確かめて、常に感じのよい印象をつくってください。

●医療現場では清潔・安全・機能的に

　医療現場ではユニフォームを着用します。それぞれの部署のスタッフが同じように着用して集団美や同一美を演出します。一人だけ着くずしていたり、汚れているとユニフォームの美しさはなくなってしまいます。また忘れてはならないことは、ユニフォームも含め髪型や化粧などトータルの外見が清潔感があり安全性が確保されていて、かつ機能的であるかということです。
　清潔感とは相手が感じることですから、自分が毎日洗濯さえしていればよいと考えるものではありません。洗濯はもちろん、シミやシワ、ほころびなども含まれます。要するに細かいところまで手入れがされているかが問われます。
　安全性とは治療や看護の妨げになるようなものを身につけず、患者さまの安全を約束することです。たとえばナースシューズのかかとをつぶしていたり、サイズの合わないものをはいていると事故の原因になります。また大きなアクセサリーは、凶器になってしまうかもしれません。アクセサリー装着のルールがない場合は話し合って決めましょう。

☑ 身だしなみチェックシート

	チェック項目	自己評価	他者評価
服	ユニフォームは正しく着用できていますか。		
	ユニフォームに汚れやシワはありませんか。		
	名札は患者さまにみえる所定の場所にきちんとついていますか。		
	名札やIDカードに必要以上にシールやマスコットをつけていませんか。		
	ネクタイに汚れはありませんか。		
小物	糸のほつれやボタンはとれていませんか。		
	ポケットがふくらむほど物を入れていませんか。		
	アクセサリーはつけていませんか。		
	時計・眼鏡は業務に合ったものですか。		
	ベルトはカジュアルではありませんか。		
	過剰なほどマスコットがついた筆記用具ではありませんか。		
手もと	爪は短く切っていますか。		
	痛々しいほど手荒れはないですか。		
	マニキュアやネイルアートはしていませんか。		
足もと	靴下に汚れはありませんか。		
	ストッキングに伝線やたるみはありませんか。		
	ストッキングの色は指定のものですか。		
	靴は磨いてありますか。		
	靴は業務に適したものですか。		
	靴のかかとが摩り減っていたり、くたびれた感じではないですか。		

Q 身だしなみとオシャレってちがうの？

A
- 身だしなみとは、相手に不快感を与えないように自分の身なりを整えることです。
- オシャレとは相手がどう思うかよりも自分の好みや趣味で身を包むことです。

仕事においてはオシャレではなく、身だしなみを整えなくてはなりません。たいせつなのは清潔感。清潔であることはもちろんですが、きちんとした印象を与えているかということが重要です。

感じのよいクリニックをめざして | 2-5

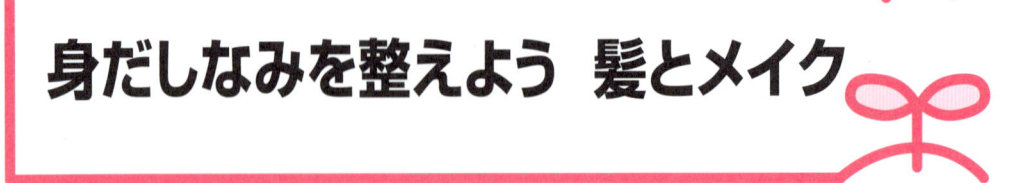

身だしなみを整えよう 髪とメイク

●髪は顔にかからず黒に近い色で

　衛生面や院内感染防止対策からナースキャップを廃止する医療機関が増えました。キャップをしない分、髪は露出します。ナースに限らず、医療機関では髪は基本的に束ね、束ねる長さがない人はサイドでピン等で留めましょう。そうしないとおじぎをしたときに髪が顔にかかってしまいます。髪留めは黒、茶、紺色のものにしましょう。また額が前髪で全部隠れてしまうと暗く重い印象になるので、額は見える程度がよいでしょう。

　髪色については、色の基準が曖昧なので悩む方が多いようです。医療という職種を考慮すると、カラーリングをするなら黒に近いものが望ましいといえます。明らかに染めすぎていると思う人が多ければ、違和感があるということで染め直しをすすめましょう。同じ髪でも自然光と蛍光灯の下では色が変わります。ヘアカラースケールなどを参考に基準を定めるのもよいでしょう〔日本ヘアカラー協会（JHCA、http://www.jhca.ne.jp）では明るさの基準となるヘアカラーリング・レベルスケールをまとめています〕。また、カラーリングの手入れを怠り、頭の上の部分だけ黒くなった髪は不潔感を与えます。一定の期間できちんと手入れを心がけましょう。

●メイクはナチュラルに

　厚すぎる化粧はよくありませんが、まったく化粧をしないのも社会人としての常識に欠けています。いわゆるスッピン顔はいけません。医療現場にふさわしいのはナチュラルメイク、相手に表情が伝わる程度の化粧です。目や頬に強く色を入れすぎると自然な健康美がなくなってしまいます。相手に好感を与えるメイクについて、スタッフで話し合うのもよいでしょう。自然な美しさが表れるように心がけましょう。

　どんなときも医療に携わる者としてふさわしい身だしなみを心がけてください。そして外見と内面の両方の美しさをたいせつにしてください。

☑ 髪をチェックしよう

	チェック項目	自己評価	他者評価
髪	髪の手入れができていますか。		
	フケはありませんか、汗臭くありませんか。		
	前髪は長すぎませんか。		
	長い髪はじゃまにならないようにまとめていますか。		
	寝癖はそのままではありませんか。		
	髪の色は黒に近いものですか。		
	髪留めは黒、茶、紺色で、華美なものではないですか。		

☑ ナチュラルメイクをチェックしよう

□つけまつげは不要	不自然な印象をもたれます。医療現場には必要ありません。
□眉は手入れしているか	手入れをせずボサボサでは化粧も映えません。眉は顔の額縁です。週に一度はお手入れを。
□口紅の色は健康的か	明るい色がよいでしょう。茶色に近い色は健康美ではありません。真っ赤すぎるものやグロスでテカテカと光りすぎるものもふさわしくありません。セックスアピールの場ではありません。
□目の下にクマはできていないか	疲れた印象をもたれます。コンシーラーで上手に目立たなくしましょう。
□ファンデーションの色は肌に合っているか	顔の色と首の色がちがうとお面をつけているようになってしまいます。肌の色に合わせたファンデーションでナチュラルに。

感じのよいクリニックをめざして | 2-6

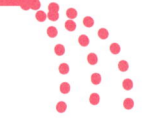

しぐさがやさしさを印象づける

● しぐさも第一印象をつくる

　誰でもはじめての場所というのは何かしらの不安があり、緊張するものです。それが医療機関となれば、体調不良や痛み、怪我や病気が心配ですから、その不安はさらに大きいものとなります。「どんなところだろう」、「先生はやさしい人なのか」、「ちゃんと診てもらえるか」、「治るのか」とさまざまな思いを胸にはじめてのドアを開けることでしょう。受付にやってきた患者さまの不安を気づかい、やさしさを伝えるように対応しましょう。

　はじめての患者さまにはさまざまな説明をし、書類の記入もしてもらいます。ここにも感じよくするためのポイントがあります。次の三つの動作をとくに気をつければ、患者さまの不安もかなり和らぐでしょう。

・方向の指し示し方
・筆記具の渡し方
・物の受け渡し方

●「あなたはたいせつな人」を行動で伝える

　このように細かい行動の一つひとつをていねいに行い、いかに「あなたはたいせつな人」という思いを伝えていくかが重要です。ただ心の中で「あなたはたいせつな人」と思っているだけでは相手に思いは届きません。行動や態度、言葉にのせて自分の思いを伝えていくことがホスピタリティーの原点です。

　はじめての患者さまに受付で「あなたはたいせつな人です」と伝えることができたなら、よい第一印象をもってもらえるでしょう。

　医療機関の第一印象を決めるのは、まっさきに患者さまに対応する自分たちだ、ということを忘れずに接しましょう。

■方向の指し示し方のポイント

☐一本指で指し示さない

☐5本の指をそろえ手のひら全体で指し示す

☐指先まで緊張させダラッとさせない

☐手首に角度をつけない

☐肘の角度で距離感を出す

☐相手が場所を理解したことを確認したあとで、ていねいにゆっくりと手を下ろす

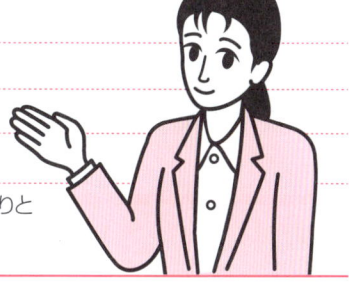

■筆記具の渡し方のポイント

☐ペンの芯は出して（キャップははずして）渡す

☐両手でペンの端を持つ（相手の手に触れないよう持ち方に工夫を）。または、片手で芯のほうを持ち、もう一方の手を添える

☐相手の右手に直接渡す

■物の受け渡し方のポイント

☐問診票などは、患者さまから見て正面（字が読める向き）にする

☐基本的にはカウンターに置くだけではなく手から手へ渡す

☐両手で持つ

☐小さなもの（診察券や保険証）も両手でていねいに扱う

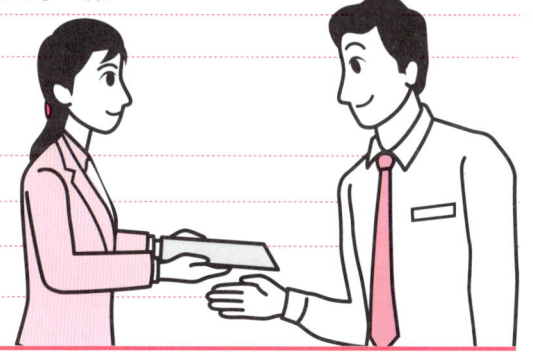

やさしい言葉があふれるクリニックをめざして 3-1
敬語は仕事の基本

　仕事では敬語が必要です。しかし自信をもって使いこなせる人は少ないと思います。どんな言葉を使って話すかで、人間関係はかわってきます。日常で使いこなせるようになりましょう。

●まず敬語を身につける

　私たちは義務教育のなかで「敬語」を学びますが、社会に出て、「敬語に自信がない」、「うまく使えない」という声をよく耳にします。しかし、患者さまをお迎えする医療機関のスタッフが「敬語は苦手」では困りもの。基本は把握しておきましょう。

　「ロールプレイ」をしてみるのが、簡単にできて効果的です。2人の人間が1対1で、「敬語だけ」でやりとりします。注意点は互いに「オープン・クエスチョン」で行うこと。「はい」や「いいえ」では終われない質問に敬語で答えることで、苦手意識を克服するのです。敬語は外国語と同じ。常に使い続けなければ、身にはつきません。

　率直にいって、敬語やソフトな表現を学ぶ以前に、日常的な言葉づかいが影響します。友達同士で話す言葉、仕事での言葉の使い分けができるようことにすることです。毎日話していれば、驚くほど言葉づかいはかわります。

●言葉だけでなく話し方もたいせつ

　どんな言葉を使って話すかということもたいせつですが、言葉だけではなく、どのような話し方をするかも重要です。たとえ正しい敬語を使ったとしても、その口調が暗かったり、早口でまくしたてたり、ぼそぼそと滑舌が悪いと、相手は聞き取りづらく、好感はもてないでしょう。また年配の方にカタカナ言葉ばかりを並べて話しかけても、理解しにくいものになります。聞いている側に不安や威圧感を与えない工夫が必要です。

✏️ 問題と例題

☑ **こんな言葉使っていませんか？　好ましい表現にしてみましょう**

言葉	NG 表現	好ましい表現は?
□「先」と「後」	×「先に大きいほう1000円をお返しします。お後250円です」	
□「的」	×「わたし的には」、「うち的には」 ×「内容的にはわかりました」	
□「全然」	×「今からでも診てもらえる?」「はい、全然大丈夫です」	
□「ほう」	×「ただ今院長のほうは外出中です。帰る時間のほうはわかりません」	
□「なります」	×「診察券になります」	
□「から」	×「1万円からお預かりします」	
□「よろしかった」	×「こちらでよろしかったでしょうか」	

（答えはp38）

やさしい言葉があふれるクリニックをめざして 3-2

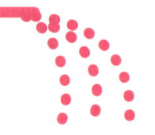

話じょうずになるコツ

「私、口べたなんで……」と聞くと、「この人、話すことが嫌いなのかな」とか、「うまくコミュニケーションがとれなくて困っているのかな」と想像します。

口べたという言葉を辞書で引くと、「思っていることを言い表すのがへたなこと、口のきき方がたくみではないこと」とあります。思っていることを言い表すのがへたということは、自分の考えていることは相手に伝わりません。人とコミュニケーションをとるとき、意思の疎通が図りにくく人間関係にも影響してしまう可能性がある、ということになります。会話が続かないことが重なると相手の不安や不信感につながってしまうこともあります。

では、口べたを克服するにはしゃべりまくればいいかというと、そういうものでもありません。そのひと言がなければいい人なのにと思うことはありませんか。このように不要な言葉が多すぎることを「ひと言多い」といい、これも相手を不快にさせてしまいます。話す量の問題ではないのです。

たいせつなのは必要なことを、必要なだけ、必要なときに適切に伝えることです。周りに言葉が多すぎたり少なすぎたり、タイミングをはずして話すスタッフはいませんか。口べたと思い込んでいる人、口べたな人が近くにいるなら、これを機会に口べたを克服して人と話すことを楽しみ、コミュニケーションじょうずになってもらいましょう。

●口べた克服の方程式

話をスムーズに進めることができる簡単なスキルをご紹介します。

とはいっても、口べたを克服するには「こうすればよい」という単純な方程式はありません。また言葉を並べればよいということでもありません。さまざまな角度から自分をみつめ直し、人とのかかわり方を考え、感じる心を養うことが必要です。心の交流は言葉の交流です。相手をたいせつに、心を育て、勇気をもって自分から人とかかわろうとする行動力をもつことが重要です。さあ、あなたから声をかけてみましょう。

☑ 口べたいろいろ

NG	原因
話がはずまない・気まずい	嫌われている
	相手のニーズがわからない
言葉が足りない・肝心なことが伝わらない	何のために話すのかはっきりしない
会話が続かない・間がもたない	話題がない
	ふさわしい話題が選べない

☑ 話をスムーズに進めるスキル

●スキル１
相手の名前をくっつける

医療の仕事は診察券等で患者さまの名前がわかります。そこを活用して話のあとに名前を付け加えると好感度が増します。

「わかりました、山田さん」

「待ち時間は 30 分ほどです、鈴木さん」

●スキル２
相手をまねる

患者さまの姿を鏡に映すようにまねてみましょう。相手が座っていたら自分も座る、相手が笑っていたら自分も笑い、困った顔をしていたら自分も困った顔をする、などです。ただし、腕を組む、口や鼻を触るなどはまねてはいけません。

●スキル３
質問する

会話のなかで言葉につまったら、相手に何か質問してみましょう。そして相手にしゃべらせてしまいましょう。

「高橋さんはどうお考えですか」

「斉藤さんのご意見を聞かせてください」

やさしい言葉があふれるクリニックをめざして 3-3

ちょっとした表現でやさしさを表す

　こんな経験はありませんか？　何年も昔の、気持ちのよい応対をされたことだけははっきりと覚えているということを。「あそこは感じよかったなあ」など、人は感情で受けとめたことは、半永久的に覚えているものです。それに対して、頭で考え理性で受けとめたものはあまり印象には残りません。心で感じたことはずっと覚えているのです。心対心の対応をいかに行うかには、接遇の基本であるホスピタリティーをどう実践するかが重要です。ホスピタリティーマインド（思いやりの心）で患者さまに接していかなければ、心地よさは残りません。対応の前に心があることがたいせつなのです。

　たとえば家族の誰かが夕方予定より早く帰宅しました。そのときの会話です。
　　「ただいまー」
　　「えー、もう帰ったの？」
　こんな答えをしていませんか。「えー、もう」にはどんな思いが入っているのでしょう。

> ・夕飯の準備がまだできていないのにー
> ・あわてて支度しなくちゃいけないじゃない
> ・夕食の支度前にしようと思っていたことができないじゃない
> ・自分のペースでできないし予定を狂わされた
> ・すぐに食べられなくてもしかたないでしょう
> ・すべては私ではなく、早く帰ったあなたの責任よ

「えー、もう」には怒りや不満など、相手に不快なものが山ほど入っているのです。
　心で思っていることは必ず言葉のどこかに表れます。ですから、自分の感情だけが先走るのではなく、落ち着いて相手を肯定的に見ることができれば幸せな言葉で返すことができます。それが習慣になれば人間関係はかわります。==相手を肯定的に見ることからはじめましょう。==さあ予定より早く帰宅した家族にどんな言葉をかけましょうか？　もちろん、「早く帰ってこられてよかったね」
　ちょっとしたちがいに気をつけましょう。

✎ 問題と例題

☑ ちょっとした言葉のちがい　Goodな表現にしてみましょう

場面	NG	GOODは？
ほめる1	●字は上手ね	字＿＿＿＿上手ね
ほめる2	●その服わりといいわね	その服＿＿＿＿わね
せかす	●まだできないの？	＿＿＿＿できた？
手伝う	●手伝ってあげるわ	
できるかどうか	●これならできる？	

（答えはp39）

☑ こんな表現は感じがよい　感じのよい表現を考えてください

表現法	解説・例題	問題
クッション表現	伝えることの前にワンクッション入れて、ソフトにします ・「お名前をお書きください」→「おそれいりますが、お名前をお書きください」	ほかにどんな表現がありますか？
依頼表現	患者さまに、何かをお願いしたいときなどに使います ・「明日きてください」（命令形）→「明日お越しくださいますか」（依頼形）	「待ってください」はどう表現すればいいですか？
肯定表現	お断りをしなければならないときほど、否定形を使わず、肯定で表します ・「わかりません」→「わかりかねます」	「できません」はどう表現すればいいですか？

（答えはp39）

会話例　　気持ちがプラスになる会話

田中さん、いつも笑顔でがんばっているね。（ほめる）

↓

でも、最近記入漏れが目立っているから、しっかりと確認してくださいね。（叱る）

↓

田中さんならできるわよ、よろしくね。（はげます）

| やさしい言葉があふれるクリニックをめざして | 3-4 |

「はい」からはじめるコミュニケーション

　人と人がコミュニケーションをとるとき、何の前置きもなくいきなり本題に入ったりはしないので、まずはあいさつからはじめましょうといいました。これはちょっと工夫すると、いろいろな場面で応用できます。たとえば、患者さまから質問を受けたとき、いきなり答えをいうのではなく、あいさつにかわる言葉「はい」をまずいってから答えるとどうでしょうか。

● 「はい」からはじまると印象がよい

　毎日の仕事で患者さまに場所を聞かれたり、質問をされたりすることはとても多いものです。そんなとき、意識的に「はい」からはじめるとグッと印象がよくなります。

　この「はい」には「私が責任をもってお答えします」という意味があり、質問をしっかりと受けとめますという意思表示を伝えるものです。何かを聞かれたら、まずは「はい」から答えましょう。

●気持ちのよい受け答えは総合力で

　「はい」と答えても、態度や話し方に問題があっては気持ちのよい受け答えにはなりません。状況に合った表情や態度で正しい言葉づかい、ハリのある声で適度なスピードで、聞き取りやすい話し方をしなければ相手の心には響きません。これらのどれか一つでも欠けてしまうと気持ちのよい受け答えにはならないのです。にこやかな笑顔に誠実な態度、明るいあいさつと正しい言葉づかい、そして心のなかにあるホスピタリティーマインド。

☑ 「はい」からはじまるコミュニケーション

どちらの返事が感じがよいでしょう

Q トイレはどこですか？

A1 あちらです。　　　　　**A2** はい、あちらです。（Good）

Q 薬は会計のあとですか？

A1 そうです。　　　　　**A2** はい、そうです。会計のあとにお受け取りください。（Good）

会話例　お待たせしている患者さんとの会話

患　者　朝早くからもう2時間近く待っているのよ。

スタッフ　お待たせしてしまってたいへん申し訳ありません。私、事務担当の○○と申します。（名乗ることで責任の所在がはっきりするので安心）

患　者　なんでこんなに待たせるのよ。

スタッフ　はい、今日のような休み明けの月曜日の午前中は患者さまが集中して、とくに待ち時間が長くなってしまい、皆さまにはたいへんご迷惑をおかけしてしまっております。

患　者　これじゃ1日つぶれてしまうワ。予約とかできないの？

スタッフ　申し訳ございません。当院では予約診療はしておりません。ご来院の順番でお呼びしております。

患　者　しょうがないわね、じゃあ何曜日だったら空いているのよ。

スタッフ　はい、なんともお約束はできないのですが、週の中頃の水曜日あたりは患者さまが比較的少ないことがございます。

患　者　そう、水曜日ね。

スタッフ　はい、または午後のほうが空いている場合もありますので、お家を出る前にお電話でそのときの混み具合をご確認ください。そうすれば待ち時間も少なくなると思います。診察券の裏側に当院の電話番号が書いてあります。

やさしい言葉があふれるクリニックをめざして　3-5

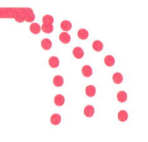

患者さまにプラスのストロークを

●クローズド・クエスチョンとオープン・クエスチョン

　人は聞いてくれる相手がいるからこそ話をします。相手の聞き方で人間関係は変わります。その人の話に心があるかないか、聞いている人の態度で判断します。きちんと聞いてもらえなかったとき、患者さまは不満をもちますが、なかなか不満を伝えません。"あきらめ"てしまうのです。患者さまの話は心で聴きましょう。石像のように石になってはいけません。うなずき、あいづち、アイコンタクトを忘れずに行いましょう。

　そして、クローズドとオープン・クエスチョンを使いこなせば、正確な情報や、患者さまの思いや訴え、症状の程度などをご自身の言葉で聴くことができます。必然的に患者さまの情報は豊富になり、治療にも役立ちます。

●プラスのストローク、マイナスのストローク

　人は誰もが自分の存在を認めてほしいと思っています。存在承認のための働きかけの刺激をストロークといい、人に与えられてうれしいプラスのストロークと、否定など与えられてもうれしくないマイナスのストロークがあります。私たちは毎日いろいろなストロークを投げかけあっています。患者さまにプラスのストロークを渡しましょう。

☑ 使いこなしたいクローズド・クエスチョンとオープン・クエスチョン

	●クローズド・クエスチョン（閉じられた質問）	●オープン・クエスチョン（開かれた質問）
	「はい」、「いいえ」のどちらかで答えられる質問方法	「はい」、「いいえ」ではなく、自由に答えられる質問方法
メリット	知りたい情報を効率よく得られる	言葉の数が多くなるのでコミュニケーションの量が多くなる
デメリット	会話はそれ以上発展しにくい	必要な情報と同時に不要な情報も返ってくるので、時間効率が悪く、要約するのに手間がかかる
効果的なのは	事実を明白にしたいとき	相手の心情を汲むとき
例	どちらが痛いですか、右ですか、左ですか？	どのあたりが痛いですか？
	⇒短時間に情報を得られます	⇒患者さまの感じ方も含めた情報が得られます

☑ 相手に感じよく働きかけるにはプラスのストローク

プラスのストローク	ほめる・話を聞く・あいさつをする
マイナスのストローク	叱る・にらむ・無視する

会話例　　　　患者さまの言葉を活かした会話

A	患者	すっごーく痛いんです。
	スタッフ	激痛ですね。
B	患者	すっごーく痛いんです。
	スタッフ	すごく痛いんですね。

A：間違いではないのですが、患者さまは心情的に「私のこの痛み、本当にわかってくれたのかしら」と疑問に感じてしまいます。

B：患者さま自身が使った言葉で返されると、「伝わった」、「理解してくれた」と安心できます。

　日常会話でも、意味は同じでもちがう言葉で返されることがありますが、あまりにちがうと一瞬混乱します。同じような意味ですが、何かスッキリしない気分になりませんか。

　専門用語などで置き換えられると不快感さえ感じる患者さまもいます。長くなりがちな患者さまの話を、キーワードをつかみながら話した言葉を使い、日常用語で簡潔にまとめるように心がけましょう。

解答＆解説

こんな言葉使っていませんか？　好ましい表現にしてみましょう　解答　（問題はp29）

	好ましい表現	NGのわけ
「先」と「後」	●「先に1000円をお返しします。残り250円です」	「先」という言葉に対して、「後」といいたくなりますが、「後」は順番を表す言葉です。これで全額終わりという意味合いはありません。
「的」	●「わたくしといたしましては」、「当院といたしましては」 ●「内容に関してはわかりました」	何にでも「的」をつけているのをよく耳にします。「生活的には楽になった」、「内容的にはわかった」など使い分けが面倒なせいか、すべて「的」ですます傾向がありますが、「生活のうえでは楽になりました」、「内容に関してはわかりました」と表現すべきものです。
「全然」	●「今からでも診てもらえる?」「はい、ご安心ください」	一般に「全然だめ」、「全然違う」など、「全然」は後ろに否定的な表現を伴って用いられます。古文などでは肯定形と結びついた用例もありますが、現代では抵抗を感じる人が多いと思います。少なくとも患者さまに対して使う用法ではありません。
「ほう」	●「ただ今院長は外出いたしております。申し訳ございませんが、戻る時間はわかりかねます」	会話で頻繁に「ほう」を入れる人がいます。「ほう」は①向き、方角、地域（ex 東のほう）、②ある部分・分野（ex 体力のほうは自信がある）、③並べていくつか考えられるものの一つ（ex コーヒーより紅茶のほうがいい）、④話題の内容をぼかす表現（ex 医療のほうに携わっている）などがその用法ですが、用いなくても意味は通ることも多いのです。
「なります」	●「診察券です」	「なる」は、新しい状況に変化するときに用います（ex 子供が大人になる）。人は成長して変化しますが、診察券は変化しません。
「から」	●「1万円お預かりします」	「から」は①場所（ex 東京から）、②原因・理由（ex 疲れたから）、③時（ex 午後3時から）を示す場合に使います。「1万円から1000円いただく」というイメージが、そのまま言葉になってしまったものと思われます。
「よろしかった」	●「こちらでよろしいでしょうか」	今、「これでよいか」とたずねているのですから、過去形にする必要はありません。

ちょっとした言葉のちがい　Good な表現にしてみましょう 解答　　（問題は p33）

場面	Good	NG なわけ
ほめる１	●字も上手ね （他もいいけど字もきれい＝すべていい）	他はダメだけど字だけいいというニュアンスがあります。
ほめる２	●その服いいわね （素直な気持ちを表現している）	見くびっていたけど、この服だけはいいというニュアンスになってしまう。
せかす	●もうできた？ （できていた場合このあとに「すごいね」などがつくと相手もうれしくなります）	仕事が遅く、早くできないと相手を低く評価してしまっているニュアンス
手伝う	●手伝わせて （謙虚で好意的）	恩着せがましい上からのものいいで威圧感があります。
できるかどうか	●これもできる？ （ほかにもいろいろできるけど、というニュアンス）	ほかはからっきしダメだけど、せめてこれくらいはやってよというニュアンス。

こんな表現は感じがよい　感じのよい表現を考えてください 解答　　（問題は p33）

表現法	解答	応用
クッション表現	「お手数ですが」 「お手間をおかけしますが」 「恐縮ですが」 「失礼ですが」など	クッション表現と依頼表現を組み合わせるとさらに感じよい表現に 「おそれいりますが　少々お待ち　いただけますか」 （クッション表現）　　（内容）　　（依頼形）
依頼表現	「お待ちいただけますか」	
肯定表現	「できかねます」	「いたしかねます」なら謙譲表現になってさらに感じよい

やさしい言葉があふれるクリニックをめざして

39

接遇力アップのヒント2

電話のじょうずな対応—見えないからこそしっかり対応

電話の対応で気をつけたいこと

- 私たちは電話の対応の仕方で、施設や会社を判断しようとする。
- 電話では相手の様子が見えないので、声だけで感じのよさを伝えていかなくてはならない。
- 声だけで感じのよさを伝えるのに必要なことは"笑声（えごえ）"になること。
  - ・普段話をするときより一つ高いトーンで
  - ・医院の名前はゆっくりと
  - ・はきはきと
- 見えないだけにトラブルが起こりがちになる。
  - ・双方の状況が見えないだけに相手をイライラさせる原因が多い
  - ・用件が正確に伝わらないおそれも
- 電話をかけてくるのは患者さんだけとは限らない。迷惑電話もかかってくる。

こんな対応はダメ

いつまでも鳴りっぱなし	3コール以内で出ましょう。それ以上待たせてしまったら、「たいへんお待たせいたしました」のひと言を忘れずに。
電話のたらい回し	担当者が自分でなかった場合、患者さまの用件や要望は担当者に伝えてから回さなければ、患者さまはまた一から説明をしなおさなければなりません。患者さまにお手間をかけさせてはダメ。
長い保留状態	保留音が2回3回と繰り返されるといらだちもピークになります。保留ボタンは30秒まで。それ以上かかるときはもう一度自分が出て時間がかかることを伝えましょう。
忙しく出る	忙しいときにかかってくるのが電話。こちらの状態を声にのせてはダメ。相手が違う空間にいることを忘れずに。
ながら電話	受話器を肩と顎の間に挟んで話している人がいます。別の仕事をしながら対応すると、必ず相手に集中していない様子が伝わります。左手で受話器を取り、右手は筆記具がルール。
ガチャンと切る	せっかく感じのよい会話のあとに、耳元にガチャンという音が残ると、すべてが台なしになります。相手が切ってから、指で静かにフックを押しましょう。

正しく聞いて正しく伝える

●聞きとれないとき	一度目	失礼ですが、もう一度おっしゃっていただけますか？
	二度目	電話が少々遠いようですが（同じ言葉を繰り返すと相手を馬鹿にしている感じになるので、言葉を変える工夫をしましょう）
●数字	7（シチ）と4（シ）	間違えやすいので、電話ならではのいい方があります 　　　7→ナナ　7月17日　ナナがつじゅうナナにち
	12時間か24時間か	時間の確認をするときは、14時や16時ではわかりにくいので、午前と午後をつけて確認しましょう 　　　15時～18時→午後3時～6時
●漢字	同音　川野と河野	川→3本がわのかわでよろしいですか？　河→さんずいのかわでよろしいですか？
	同音　市立と私立	市立→イチリツ　私立→ワタクシリツ
	板橋さんは美しく	たとえはきれいなもので 　○　板橋の板は羽子板の板に、渡る橋ですね 　×　板橋の板はどぶ板の板ですね

困った電話がかかってきたら

間違い電話	相手が患者さまでないと知った途端に雑な対応になるのは感じが悪くなります。かけてきた人がいつ患者さまに変わるかわかりません。失礼のないように対応することです。
	ex：「失礼ですが、何番におかけでしょうか、こちらは????番です」
不動産や株の営業	あたかも個人的な関係があるように思わせて取り次いでもらおうと、会社名をいわない悪質な電話もあります。先生の友人だと信じ込んで、安易に取り次がないように気をつけましょう。
	ex：「失礼ですが、どちらの山田様でいらっしゃいますか？」 　　「失礼ですが、どのようなご用件でしょうか？」 　　「こちらは病院でございます。このようなお電話はご遠慮願います」
しつこい営業・勧誘の電話	何度も何度もかけてくる場合もあります。
	ex：「たいへん申し訳ございません。ただいまのお話は当院とは無関係のように思われますので、これで切らせていただきます。失礼いたします」
無言電話	「お電話が少々遠いようですが……」と反応をうかがいながら、「お声がそちらに届かないようですので、切らせていただきます。失礼いたします」。高齢者の場合、本当に耳が遠くて聞こえにくいことも考えられますので、対応には十分気をつけて。

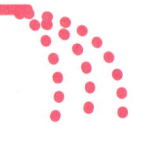

不満のある患者さまへの対応 | 4-1

心の準備をしよう

●クレームを受けるときの心がけ

　クレームは前ぶれもなくやってきます。気は動転し、周囲の患者さまのことを気にするあまり、冷静な自分ではいられなくなります。あとから思えば簡単なことでも対応が頭に浮かんでこないのです。冷静なときならできることもパニックでできなくなってしまうのです。たいせつなのは、クレームだと思ったら自分をクールダウンすることです。
・罵声を浴びさせられる⇒私って、そんなにひどい人間なんだろうか

　こんなふうに考えるのは間違いです。相手がどんな言葉をいおうが、忘れてならないことは、いわれた本人の人格や人間性を否定されたと感じてはならないということです。
・自分がミスしたとき⇒あ、院長に怒られる、黙っていよう
・たまたま担当してしまった⇒自分のせいにされるのは嫌、黙っていよう

　どちらにしても、クレームは一人の問題として片づけるのではなく、全体の問題としてとらえ共有しなければ何一つ解決されず、改善もありません。普段からクレームはみんなで解決しようという姿勢を示し、報告しやすい雰囲気をつくることがたいせつです。

●クレームのとき最初にするのは

　クレームのとき、初めにすることは自分を冷静に保つことと、患者さまの話をよく聴くことです。「話を聞くことは要求や条件をのむこと」と考える人もいますが、それはちがいます。話を聞かなければ事実関係がわかりません。また、人は話すことで感情を落ち着かせることができるので、話を聞くことは相手の怒りをも鎮める効果があります。

●クレームは多くの患者さまの代弁

　クレームをいってくる患者さまは、10人に1人程度です。クレームをいい残してくださる方はほんの一握りで、実際にはその10倍の可能性があるということになります。10倍の方の代弁者と受けとめ、ポジティブにとらえましょう。

☑ クレームポジティブシンキング

□クレームは患者さまからの貴重な情報である	患者さまは、内部では気づかなかった弱点やミスを教えてくれる情報提供者なのです。
□クレームは改善・サービス向上の機会であり、患者数の増加のチャンスである	クレームが即座に対応された患者さまの再来院率は約8割です。クレーム＝患者減では決してありません。
□クレームは信頼されていた証と自信をもって前向きにとらえよう	患者さまにとっては「こんなはずじゃなかった」と、もっていたイメージとのギャップが生じた結果クレームになったのです。信頼や期待があったらからこそ起こったクレームと考え、信頼を取り戻すために誠心誠意接していきましょう。

☑ 患者さまを落ち着かせる五つの聴き方効果

うなずき効果（全身で聴く）	□うなずきながら聴こう
あいづち効果（声に出してあいづち）	□あいづちを打って聴こう
視線効果（アイコンタクト視線合致）	□目線を合わせよう
質問効果（積極的に質問や要約）	□ときどき質問をはさもう
メモ効果（書き留めることで安心感を与える）	□メモをとりながら聴こう

会話例　クレームへの対応（受付の対応がわるいといわれたとき）

患　者　受付の人、とてもぶっきらぼうで感じがわるいのよ。

スタッフ　たいへん申し訳ございません。お知らせいただきましてありがとうございます。私○○と申します。（近くに椅子があれば、どうぞおかけください。なければ隅のほうに移動して）ところで受付の者の対応が感じがわるいということですね。

患　者　そうよ。とっても感じわるいわぁ。前からそう思っていたけど……

スタッフ　さようですか。失礼ですが、どのように感じがわるいのでしょうか。

患　者　あのね、薬局の場所を聞いたけど、声は小さいし、早口で何をいっているかわからなかったから二度聞き返したの。そしたら嫌な顔をされて、とても不愉快だったわ。病院にきてこんな思いをするなんて。

スタッフ　それはたいへん不愉快な思いをさせてしまって申し訳ありません。私も患者さまのお立場でしたら、同じように感じたと思います。お気持ちよくわかります。今後はこのようなことがないようきびしく指導してまいります。ご指摘感謝いたします。ところで薬局の場所はもうおわかりですか？

不満のある患者さまへの対応 | 4-2

クレームは怒りを鎮めることがたいせつ

●相手はどんなタイプ？

　不満をもつ患者さまを大きく三つに分けてみました（右表）。相手がどんな人であっても、焦らず落ち着いてタイプ別に対応しましょう。不満の内訳をみると、機能やシステム、金額に対してが半分強、人が携わるサービスに対してが半分弱、それ以外の不可抗力や原因不明がわずかです。ということは、患者さまにどのような接し方をするかで数字は変わってくるということです。スタッフ一人ひとりが接遇をしっかりと実践すれば約半分の不満が減ることになります。

　全員がクレーム・いい人型だとよいのですが、"いい人"は残念なことにごくわずかです。

　クレーム・短気型はストレートに怒りをぶつけてきますから、焦ってよけいに怒らせてしまわないことです。まず自分の心を落ち着かせて対応することがたいせつです。問題が解決すれば、意外なほどあっさりいい関係をつくっていくことができることもあります。

　非クレーム・無口型の人は表面的には静かなのですが、怒りを抱えたまま帰って、周囲の人にまで話すので注意しましょう。たいせつなのは不満を持ち帰らせないということです。

●最初は怒りを鎮める

　患者さまがどんなタイプでも最初は怒りを鎮めなければ、次の対応には移れません。まず怒りを鎮めましょう。ポイントは最後まで話を聞くことです。最後まで聞けば、何が問題なのか、事実関係を把握できますし、話すことによって落ち着くという効果もあります。怒りを吐き出すと患者さまも落ち着くことができます。話を途中でさえぎってしまうと、怒りはずっとくすぶり続けます。

　患者さまが怒りだしたら、怒りを鎮める方法で、最後までじっくり話を聞く覚悟を決めましょう。

☑ 患者さまはどのタイプ？

クレーム型	いい人型（言葉やさしく語りかけてくれる）	・医院やスタッフに対して好意的感情をもっています。 ・とても平和的に解決したいと思っていて、クレームを一方的にいうというより、話し合いのなかで意見をいってくれます。 ・安心して話が聞けます。ありがたい情報提供者ですからコミュニケーションを多くとり、参考意見をたくさんもらいましょう。
	短気型（感情の起伏が激しい）	・怒りをあらわに周囲など気にせず、ときには大きな声ではっきりといいます。 ・感情的に怒りを伝えてくるので、つい焦ってしまいます。平常心を見失い、判断力さえも失ってしまいます。 ・まず自分の心を落ち着かせ、誠意をもって話を聞き、事実確認をしましょう。感情の起伏が激しい分、納得したら不思議と何事もなかったかのようにケロッとしたりします。
非クレーム型	無口型（静かで落ち着いていて、感情はあまりあらわにしない）	・クレームや意見も我慢してしまいがちです。 ・「二度とくるもんか」と心に誓い、怒りを持ち帰り周囲の人にぶつけます。本人ばかりか、周囲の人まで顧客から失うことになってしまいます。 ・"何か腹に抱えていそうだな"と感じたら、勇気をもってこちらから問いかけましょう。「何か不手際がありましたか?」、「何でもおっしゃってください」などと声をかけてみましょう。

☑ 患者さまの怒りを鎮める方法

クールダウン効果	途中で話の腰を折ったり、いいわけや反論は禁物。とにかく相手の主張や話は最後まで聞く。相手の不満や怒りを吐き出させて心を静めましょう。
感情のコップ理論	クレームをいってきた患者さまの心の状態は、水がいっぱい入ったコップと同じなのです。満水のコップに水を注いでも、水はこぼれるばかりです。まずは患者さまの主張を聞き、こちらの意見や事実等を聞き入れてくれるようになるまでコップの水を減らしましょう。
Yes Talking 法	会話のなかでときどき相手がいったことと同じ言葉で反復します。相手にYes（そうよ）といわせることによって、こちらが理解していることが伝わり、相手の心は浄化されます。
バック・トラッキング法（巻き戻し法）	ひと通り相手の話を聞き終えたら、話の要約を行い内容や認識の違いがないかを互いに確認する。back track＝巻き戻す、録音テープを巻き戻すかのように繰り返すことから、バック・トラッキング法といいます。

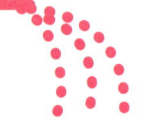

不満のある患者さまへの対応 | 4-3

対応の原則と三つのチェンジ

　クレーム対応の10原則を表にまとめました。完璧な人間がいないように、クレームもゼロになることは残念ながらありません。クレームにまで発展させてしまった事実やクレームをいったときの患者さまの気持ちを考え、真摯に受けとめ、誠実な対応をしましょう。努力しだいでピンチはチャンスに変わります。

　原則に従ってクレーム対応しても収拾がつかないこともあります。そんなときは三つのチェンジがおすすめです。

●チェンジ1＝人を変える

　自分より上の立場の人に変わります。上級の担当者に変更する行為そのものが、患者さまは尊重されたと感じ、精神的に落ち着き納得できるのです。

●チェンジ2＝場所を変える

　「私、上司の〇〇でございます。よろしければ事務所でゆっくりとお話を聞かせていただけませんか？」といって場所の移動を提案しましょう。場所が変わる＝空間が変わる＝空気が変わる、ということで雰囲気を変えることができます。また、他の患者さまにご迷惑をかけずにすみます。ご本人を守ること、恥をかかせないことも忘れずに。

●チェンジ3＝時間を変える

　あせって曖昧な返事をして、問題が大きくなってはいけません。しっかり返事をするためにも少々時間をいただきましょう。「ご立腹の内容はよくわかりました。担当者に確認をいたしますので 10分ほどお時間をいただけますでしょうか？」。これなら調べてくれるのかと安心します。約束の時間は守らなければ意味がなくなるので気をつけて！

　三つのチェンジは組み合わせて使うこともできます。たとえば新人スタッフの不手際で患者さまを怒らせてしまったとき、次の日の早朝、上司が患者さまのお宅まで謝罪にいったとしたら、これは三つのチェンジを同時に行ったケースで、効果は大きくなります。

✅ クレーム対応の10原則

1. まずは話を聞こう		人は自分のいいたいことをいえたときはスッキリするもの。怒りをもって話してきたとしても、とにかく聞いて相手の気持ちを落ち着かせよう。途中で話をさえぎったり、いい切る前にこちらがしゃべりだしたりせず、とにかく聞くことに集中しよう。
2. 聴き方がたいせつ		ただ聞いているのと、聴こうとしているのでは、相手の満足度がちがってきます。相手の目を見て、うなずきながら、ときにはあいづちを入れて、上半身はやや前かがみになるくらい、一生懸命聴こう。「この人、ちゃんと聞いてくれている」と感じさせるのがポイント。
3. 不快感には謝ろう		事実はどうか、どちらに非があるのか、はっきりしないうちはうっかり謝れないと思いがちだが、事実はどうあれ不快な思いをさせてしまったのは確か。だから不満をもたせてしまったことに対しては謝りましょう。その後に何が原因だったのかを検証します。
4. スピードが勝負		「すぐに調べます」、「ただいま、用意します」といって対応が遅いとさらに怒らせてしまいます。とにかくスピーディーに対応しよう。どうしても時間がかかってしまうときは、なぜ時間がかかるかを説明しながら具体的に必要な時間を伝えよう。場合によっては途中経過を報告すると、こちらの努力や姿勢が見えて苛立ちも和らぐもの。
5. 誠意がほしい		「返金した」、「代替え品を渡した」、「謝罪の言葉をいった」、だから解決したと思うのは間違い。相手は我々の誠意を見ています。相手の感情をくみ取って対応しよう。事務的な対応や「規則ですから」のひと言は反感を買います。相手の立場に立って思いやりの心で対応しよう。
6. 理屈で勝たない		勘違いや思い込みでクレームをいってくることも少なくありません。しかし、「そーら見ろ」と理屈で勝っても何もよいことはありません。相手の立場や自尊心を守り、「解決できてよかったです」とニッコリ笑いましょう。「次は気をつけてください」、「よく確かめてください」などとは決していわないように。
7. 「ありえません」はありえない		「絶対にありえません」、「そんなはず、ありません」は禁句です。人が行うことに絶対はないのです。たとえこちらに非がなくても「こちらでももう一度調べますが、そちらでも念のためご確認をお願いします」といって対応しよう。
8. クレームは皆で対応		「担当がちがいます」、「部署がちがうので」、「私ではありません」といって責任回避するような言葉はこじれる原因になります。自分が担当しなかった場合でもスタッフの一員として気持ちよく対応しよう。
9. 感情的にならない		何度説明してもわからない場合でも根気よく説明しよう。同じ話を何度も繰り返されても頑張って聞こう。我々にも感情があるが、そこはグッとおさえて冷静に。「はぁー」とため息をついたり、「はいはい、わ・か・り・ま・し・た」といういい方や、「何度いえばいいんですかー」と感情的な態度はいけません。表情や声、いい方に感情は出てしまいがちだから気をつけよう。
10. 感謝の気持ちで対応しよう		クレームが好きな人なんていません。できればクレームはない方がいい。誰もがそう思っています。でも、人は完璧ではないからクレームは起こってしまいます。つらい思いをして対応するのですから、クレームを力に変えましょう。「信頼があったからこそのクレーム」、「改善のよい機会」と捉え、クレームにも感謝の気持ちで対応しよう。

不満のある患者さまへの対応

混んでいるときの対応 | 5-1

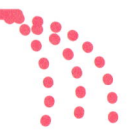

患者さまに感謝の気持ちを

●"混む"ことは"待つ"こと

　患者さまへのアンケートで医療機関への不満に「待ち時間の長さ」があげられることはしばしばです。また、医療機関を選ぶ際に「待ち時間が短いこと」が重視されることもあります。このように患者さまにとって"待ち時間"は大きな問題であることは間違いありません。もちろん医療機関側も待ち時間に対してはいろいろな工夫をしていますし、効率よく診療が進むよう努力しています。しかし、効率ばかりを優先して診療そのものの質を落としては何の意味もありません。では混雑時に、どんな対応を心がければよいのでしょう。

●サービスプロセス－患者さまの流れと気持ちを知る

　サービスプロセスとは患者さまが医療機関を訪れてから診療を終えて帰るまでの一連の流れをくわしくみるものです。細かく一つひとつの動きをみることでその立場や気持ちを理解できます。このサービスプロセスをみて、患者さまはいかに"待つ"ことが多いかを知ってください。そして、さまざまな場面での心的ストレスも考えてみましょう。

　もし、診察開始時間前にきている患者さまがいたら、これほどの苦労をしてまで自分の医療機関を選んでくださったと感謝しなければならないのです。ある病院では、診察開始時に医師と看護師・事務の全員が待合室に一列に並び、朝のあいさつと待ってくれたことへの感謝の言葉を伝えています。「おはようございます。たいへんお待たせいたしました。ただいまより診療をはじめます。今日も一日よろしくお願いいたします」。朝のあいさつは気持ちがいいし、自分が長時間待っていることをわかってもらえると安心します。医療はサービス業ですから、このように対応すべきなのです。結果として患者さま満足度も上がります。

✅ 待ち時間が長いときには

□患者さまに質問される前にお伝えする	「本日はたいへん混んでおりまして、今現在の待ち時間は40分ほどですがよろしいですか」
□あいまいな待ち時間の表現は避ける	「けっこう待ちますよ」とか「待ち時間がありますが」
□具体的な数字で伝える	患者さまはどのくらい待つのか具体的にわからないからいらだつのです。○分、○人と数字で伝えていくことが親切です。トラブルは患者さまが15分くらいと思っていたのに45分、1時間と待たされたときに起こります。初めから1時間待つことがわかっていれば、待つ覚悟をします。
□自院の混み具合を知っておく	混み具合を曜日や時間で普段から調査しておきましょう。
□何度も尋ねる人には頻繁に声をかける	待ち時間があることは納得していても不安になるものです。多少の待ち時間はしかたがないとしても、患者さまの精神的な待ち時間を短くする工夫がたいせつです。
□待っている様子を常に観察する	不安そうな顔の人、時計を何度も見る人、貧乏ゆすりなど落ち着きがない人、不機嫌そうな顔の人をみつけましょう。
□待ちくたびれた人にも声をかける	「長時間お待たせして申し訳ありません」と"あなたが待ちくたびれていることを私は知っています"という気持ちで声をかけましょう。実際の待ち時間が短くなるわけではありませんが、待っていることを知っていると感じられれば、精神的に楽になります。
□順番がきたときは心から「お待たせいたしました」	待ってくださってありがとう、貴重な時間を使わせてしまって申し訳ないとすべてのスタッフが感謝と謝罪の気持ちを忘れないようにしましょう。常套句のように淡々ということだけはやめてください。共感することが重要です。

✅ サービスプロセスと患者さまの心のつぶやき

病院のドアを開ける　ヤッター、すいてる/けっこう待っているなー

受付　とっても感じがいい/事務的で冷たいな

問診票の記入　体調が悪いからおっくうだ/どこでも書かされて面倒

待合室で待つ　何番目？/周りの人はどのくらい待っているのかな

診察　やっと診察室に入れた

検査のため待合室で待つ　検査でまた待つの？

検査　やれやれ

検査結果が出るまで待つ　結果って、どのくらいで出るの？

▶

会計　これでほんとに終わったよね

薬を受け取る

待合室で待つ　早くしてよ

問診票の記入　えー、また書くの？

薬局へいく

会計

会計でよばれるまで待つ　あー、やっと終わりだ

診察　結果の報告でドキドキする

混んでいるときの対応 5-2

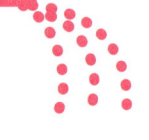

患者さまにも仲間にもやさしく

●コミュニケーションを怠るとどうなるか

　医療に従事する人々の日常業務はとにかく忙しい。なぜ平均的にばらけて来院しないのだろう、と不思議に思うくらい集中して患者さまがやってきたりします。待合室は座る椅子がないほど人であふれ、待ち時間はいつもの倍くらいになることもしばしば。当然、患者さまはイライラ。決してよい雰囲気ではないし、空気も少々はりつめてしまいます。そんな状態だと声はかけづらくなります。コミュニケーションをとるのが億劫になってしまいがちです。しかし、コミュニケーションをとらないことは何の解決にもなりません。かえって悪循環を生んでしまいます。

　コミュニケーションのとり方の基本の一つは、"忙しいときこそコミュニケーションをたいせつにする"ことなのです。

●"私は忙しいのよオーラ"、出していませんか

　ときどきこんなスタッフを見かけます。パタパタと忙しく動き回り、まるで「とても忙しいの、だから声をかけないで」とボディーランゲージでいっているケース。このようなスタッフは忙しいことを正当化し、「忙しいのは患者さまの数が多いからで、決して私のせいではありません。でも私は精一杯やってます」といわんばかりです。忙しい状況になったのは誰の責任でもないのです。まして患者さまには何の落ち度もありません。

　忙しいオーラが出ていないか、チェックしてみましょう。

●忙しいときこそ部門を超えた助け合いを

　忙しいときは仕事をこなすことで必死です。自分のことで精一杯で周りも見えません。そんなとき、他のスタッフが手を貸してくれたらどれほどありがたいでしょう。普段から声かけをたいせつにして、いざというときに備えましょう。日頃の積み重ねが大きな力となります。

☑ 忙しいオーラが出ていないかチェック

- □ 忙しいときに忙しさを感じさせてしまうのはサービス業のプロとはいえない
- □ 忙しさを感じさせないくらいの気づかいや心づかいがたいせつ
- □ 誰も寄せつけないような忙しいオーラは、忙しいことへの甘え、患者さまへの甘えの表れ
- □ 時間を節約するがために患者さまを不愉快にさせない
- □ 忙しいときほどゆっくりと話すこと
- □ 言葉をはしょらないこと

☑ 忙しいときほど患者さまにやさしく

事例① 患者さまから目薬の使い方について質問がありました。

「この目薬の使い方を教えてください」

→ 説明する時間が惜しいので「中に説明書を入れておきますから読んでください」と早口で返答 → 患者さまは自宅で説明書を読んでも不安で、電話で問い合わせをしてきました。対面していないのでコミュニケーションがとりづらく、結局長々と説明をするはめになってしまいました → **NG** 患者さまにも「あのとき、ちゃんと説明してくれればいいのに」と不快感までも残してしまいました

→ 目の前で説明書をいっしょに確認 → 対面しているので患者さまも質問しやすく、わからないことは即解決できました → **good!** 患者さまは安心してお帰りになりました

事例② 院内の廊下を急いでいるときに「あのう」と声をかけられました。

「あのう……」

→ とにかく急いでいるので目もろくに合わせずに「少々お待ちください」といって通り過ぎた → この二つのちがいは「すぐ戻りますね」というひと言があるかないかです。このひと言をつけ加えるのにかかった時間は2秒か3秒でしょう。この小さな差はスタッフへの印象の大きな差になるのです → 患者さまの気持ちは？ **NG** 私のこと無視したの？

→ 相手の目を見ながらニコッとほほえんで「少々お待ちください。すぐ戻りますね」といって通り過ぎた → **good!** ああ、よかった

混んでいるときの対応

誰にでもやさしいクリニックをめざして | 6-1

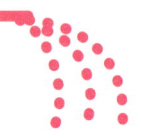

子どもも患者さまのひとり

●子どもの患者さまと接するとき

　静かな待合室であきたのか、子どもの患者さまが大きな声で騒ぎはじめました。

　忘れてはならないことは"ここは医療機関の待合室"ということです。周囲は痛みに耐えている人、病気で不安な人など、精神的に余裕がありません。ですから、騒いでいるのを放っておくわけにはいきません。こんなときは「騒いではいけません」と頭ごなしにいうのではなく、なぜ騒いではいけないのか理由を伝えましょう。「退屈だよね。でも病気の人がたくさんいるので静かにしようね」と退屈で騒いでいることを受けとめながら、なぜ静かにする必要があるか、きちんと説明しましょう。もし親御さんがそばにいるなら、責めるのではなく、お子さま連れでたいへんですね、という気持ちで共感しながら「ご協力ありがとうございます」と伝えましょう。

　子どもはそもそも好奇心が旺盛で、はじめての場所や知らない人の前では普段以上に活発になるものです。また冷静に状況を判断できるわけではありません。ですから、感染症対策をしながら、絵本や玩具なども事前に用意しておくのもよいでしょう。また、小さい子にはキャラクターの絵を描いた絆創膏などもアイディアの一つです。

☑ 子どもへの対応

□子どもと目の高さを合わせて話しかけていますか	
□子どもの立場を尊重していますか。子どもにもプライドや羞恥心はあります	
□子どもがわかる言葉で話していますか	×検査⇒○悪いところがないか確かめようね
	×検温⇒○お熱を測る
	×お小水⇒○おしっこ
	×診察⇒○悪いところがないか診てもらおうね
	×診察室⇒○先生のお部屋
□きちんと名前で呼びかけていますか	×ボク、お嬢ちゃん⇒○「△▽ちゃん、▲▼くん、こんにちは」
□うそをついていませんか	×「痛くないですよ」⇒○「ちょっとチクッと痛いけど、がんばろうね」
□危険度が高いときはきっぱりと「これはダメ」といえるでしょうか	

誰にでもやさしいクリニックをめざして 6-2

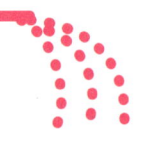

これからは高齢者の時代

　日本は「超高齢社会」となりました。2035（平成47）年には3人に1人が65歳以上と予測されています。ますます来院する患者さまも高齢者の割合が多くなります。ここでは高齢患者さまへの対応について考えてみます。

●まずは高齢者のイメージや先入観を捨てよう

　お年寄りと聞くと、昔話のとても温和かとても意地悪なおじいさん、おばあさん、そんなイメージをもってしまいますが、人間はこんなに単純ではありません。また、高齢者は耳が遠い、足腰が弱い、目が見えにくいと思いがちですが、これも先入観です。まずは私たちのもつ"お年寄りはこういうもの"という先入観を捨てましょう。

　そしてなによりもたいせつなことは、すべての高齢者は我々の人生の先輩であるということです。高齢者への尊敬の心です。自分の祖父母ではない、人生の大先輩なのですから、きちんと姓で、「さん」づけで呼びましょう。子ども扱いはもってのほかです。

　高齢の患者さまが来院したらあいさつします。そして、様子を見ながらサポートが必要かどうかを本人にたずねます。患者さまができることは、ご自分でやっていただきましょう。もちろん苦労している、と感じたらお手伝いしますが、本人が自分でやるといった場合は、少々時間がかかっても温かく見守りましょう。どんなときも相手の意思を尊重しなくてはなりません。

●高齢の患者さまの視点で

　高齢者の目線で一度自分の施設を見て回りましょう。高齢者が困っていることを知れば、今まで気づかなかったことが見えてくるかもしれません。

　人は誰もが年をとります。今若くても、いつか高齢者になります。自分が高齢者になったとき、やさしさのない環境はつらいものです。高齢者にやさしい環境は、きっとすべての人にやさしいはずです。すべての患者さまに心地のよい施設をめざしましょう。

☑ 高齢の患者さまが困ることに対応できていますか

●視力の低下	□院内の表示は大きくわかりやすいものですか
	□問診票などの文字は大きく読みやすいものですか
	□問診票の記入欄のスペースは十分にありますか
	□老眼鏡などを常備していますか
	□書くところの照明は暗すぎませんか
●歩行力や筋力の低下	□小さな段差にもつまずいてしまいます。わかりやすく目立つようにしていますか
	□案内誘導時は相手のペースに合わせてゆっくりと行っていますか
	□握力や指先の力が弱くなります。診察券や薬を渡すとき注意して渡していますか
	□腕をあげにくくなります。荷物用フックや荷物台、手すりなどは高すぎる位置に設置していませんか
	□待合室の椅子の高さはすわりやすい高さですか
●記憶力の低下	□忘れっぽくなります。今渡したものでも忘れ物をしていないか確認していますか
	□理解度も低くなります。繰り返し聞かれてもていねいに説明していますか
	□反応や考えることに時間がかかります。一方的に話したり、返事を急がせていませんか
●聴力の低下	□雑音のなかから自分に必要な情報を聞きとる力が低下します。相手がわかるように伝えていますか
	□外来語やカタカナ言葉は聞き慣れず、聞きとりにくいものです。わかりやすい言葉でゆっくりと話していますか
●トイレの問題	□トイレが近くなります。場所がすぐわかるように目立つ表示はされていますか
	□和式のトイレは足腰の弱い人には使いづらいものです。洋式の便器ですか
	□立ち上がるときのポールやつかまり棒はありますか
	□最近のトイレはとてもハイテクです。洗浄レバーもわかりにくいものもあります。「流すボタン」、「レバーはここです」等の表示はありますか

誰にでもやさしいクリニックをめざして

接遇力アップのヒント3

モチベーションアップしたいとき

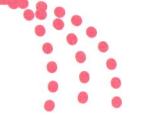

　自分が新社会人を迎える立場になって、キラキラした目で何事にも一生懸命、誠実なその姿に感動した人も多いはず。ずっと昔に自分も通ってきた道なのに、今はすっかり「ベテラン」といわれる立場になり、あのころのキラキラはいずこへ……。なかにはすっかり仕事に慣れきって、モチベーションが低下している人もいるかもしれません。
　ここではそんな人のモチベーションアップについて考えてみましょう。

●モチベーションとは

　モチベーションとは目標に向かって行動に駆り立てる心の動きのことで、物事を行う意欲ややる気、動機づけです。モチベーションは二つの要因から構成されています。一つは「動因」（ドライブ）で人の内部や心の中に存在し、行動を引き起こすもの。もう一つは「誘因」（インセンティブ）で、人の外部にあって人の行動を誘発するものです。
　この二つは相互にかかわりながら人を行動へとつなげます。場合によっては強い動因があれば誘因がなくても行動を引き起こしますが、逆に誘因があっても、その人に動因がなければ行動にはつながりません。たとえば、満腹のライオンは目の前をウサギが歩いていても獲って食べようとはしません。二つが互いに影響してモチベーションは形成されているなら、本人のやる気もたいせつですが、周囲の外的誘因もたいせつです。

●新人もベテランもモチベーションを高く

　新人は"自分は新社会人になる"という気持ちで動因が強く、モチベーションも高い時期ですが、勤務を続けていると目標を見失ってしまうこともあります。モチベーション低下のサインに気づいたら、具体的に仕事の目標やゴールの設定を一緒に考えてあげましょう。このときたいせつなことは熱心に聞いてあげることです。
　モチベーションが維持できる環境は全員でつくっていくものです。新人・ベテランにかかわらず全員のモチベーションをぐいぐい上げて、活力ある職場をつくりましょう。

☑ モチベーション低下のサイン

- □表情が暗くなって、笑顔が少なくなった
- □集中力に欠け、反応が鈍いことがある
- □以前のように話をせず、会話が減っている
- □仕事での単純なミスが目立つことがある
- □その人に関するクレームが増えている
- □休みや遅刻が多くなっている
- □以前は昼食をみんなで食べていたのに、最近は一人で食べている

☑ モチベーションが維持できる環境

- □スタッフ一人ひとりが尊重される
- □病院・クリニックにとって必要な人材であると感じられる
- □提案や相談を真剣に聞いてもらえる
- □自主的な判断が尊重される
- □権限が与えられ挑戦できる
- □感謝される
- □できたとき（成功）はともに喜んでくれる
- □自分にもできるという自信がもてる
- □業績アップや患者数増加の成功を分かち合える
- □院長（トップやリーダー）の夢に共感できる

☑ モチベーションが下がった心に近づく会話はどちら？

遅刻なら

　　　このごろキミは遅刻が多すぎるね。　"YOU"

　　　最近あなたは遅刻が多いから心配しているのよ。　"I"

昼食が一人なら

　　　このごろ一人でお昼を食べているね。　"YOU"

　　　私はとても気になっているの。このごろ一人でお昼を食べているようだから。　"I"

どちらがスタッフの気持ちに近づくでしょうか。

あなたを主語にした"YOU"メッセージよりも、私はあなたのことに気づいていますよ、という"I"メッセージが効果的。

教えることでステップ・アップ　7-1

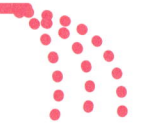

新人を教えよう－みんな最初は新人だった

●希望と不安は隣り合わせ

　新人たちは大きな希望をもってやってきます。迎える私たちが忘れてはいけないことは、大きな希望とともに大きな不安ももっているということです。彼らにとって職場は未知の世界です。先輩はいい人だろうか、仕事は覚えられるだろうか、職場になじめるだろうか、など多くの不安を抱えています。自分が新人だったときの心情、どんな気持ちだったかを思い出して、新人たちの不安な気持ちをまず受けとめましょう。

　彼らのこの不安を理解せずに、あれこれと教育をはじめてしまうと新人たちは安心して仕事を覚えることができませんし、集中力も欠けてしまいます。また、無言で受けとめるのではなく言葉に表して、気持ちをこめて伝えましょう。

　気持ちをこめるということはしっかりアイコンタクトをとることです。実は会話をしている時間の80％でアイコンタクトをとっていた場合は"相手に信頼感をもった"、"温かい人だと感じた"という評価があるのに対して、15％だと"冷たいと感じた"という調査結果もあります。しっかり相手の目を見つめて"だいじょうぶ、いっしょにがんばりましょう"と声をかけてあげてください。

●教えるということ

　いよいよ新人たちを一人前にする指導がはじまります。先輩は新人に「早く仕事を覚えて一人前になってほしい」と願って、短時間にあれもこれも教えたいと思いがちです。しかし、新人たちは思うようにはできません。どんな教え方をすればよいのでしょうか。

　==新人スタッフを不安にし、混乱させることはなによりも避けたいことです。==スタッフ全員で同じ価値観をもって指導していくことを心がけてください。

　自分が新人だったころを思い出して、こんなふうに教えてほしかったというやり方で教えましょう。新人を迎える心構えを整え、どう教えていくかも確認しましょう。まず接遇とは「相手を思いやる気持ちをもって接すること」を教えてください。

☑ 教えられたときの疑問・不満

なぜこんなことをするの?	**□きちんと理由を伝えていますか** 人は理由がわかったほうが行動しやすいのです。しかし、理由を伝えず「これやって、あれやって」という人はけっこういます。
適当になんかできない！	**□教える前に自分のなかで整理してから説明していますか** あたりまえで簡単な日常業務は自分はよくわかっていますから、ついつい自分のペースで説明しがちです。新人にとってはそうではありません。また「こんな感じだったと思う」とか「まあテキトーにやって」などという曖昧な言葉は新人にとって一番困惑してしまうものです。
そんなにいくつもできません！	**□教える量を考えていますか** 指示を出すとき、1日のスケジュールを一気にいってしまうと新人は混乱します。多くても午前と午後の二つくらいに分けて課題や仕事を与えましょう。課題や仕事は相手の許容量を考えて細かく分けて伝えましょう。
どっちのいうことを聞いたらいいの?	**□先輩たちの教える内容を統一していますか** 新人がA先輩から教わった方法で一生懸命に仕事をしていたとします。そこへB先輩がきて「それはこうしたほうがもっといいわよ」と声をかけたとします。これでは新人は混乱し、どうすればよいのかわからなくなってしまいます。また、新人の技量ではどちらの方法がよいのか判断することはできません。また、A先輩の立場もなくなってしまい、AさんとBさんの関係に不信を抱きかねません。そして「ここの職場ってだいじょうぶ?」などと不信や不安をもってしまいます。 新人に教える前に、先輩が複数いる場合は担当者を決めたり、仕事の方法や手順について事前に話し合っておくとよいでしょう。先輩方が新人の混乱の原因にならないようにしましょう。

教えることでステップ・アップ 7-2

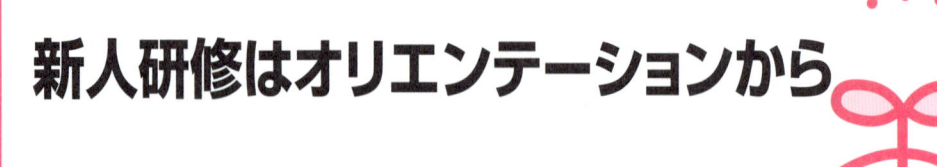

新人研修はオリエンテーションから

　新人研修は最初から複雑なカリキュラムを考えるよりも、シンプルなプランがおすすめです。オリエンテーションから、シンプルなカリキュラムにそって考えてみましょう。

●オリエンテーション－なぜマナーを勉強するのか

　研修前に、なぜ研修をするのかを理解してもらう必要があります。この部分をきちんと説明しないと、研修を受ける意味や理由がわからないので、モチベーションが低くなってしまいます。人は"なぜ"（理由）がわからないと行動しにくいものです。導入のオリエンテーションではまず仕事とはどういうものかを伝えましょう。

　オリエンテーションのあとがいよいよマナー教育のはじまりです。最低限の内容だとしても、完璧にするのはたいへんです。身だしなみを整え、患者さまに安心してもらえる動作と正しい言葉づかいで、失礼のない立ち居振る舞いをめざして、一人でも繰り返し復習してもらいましょう。

●研修のポイント

　一度きりの研修で新人は育たないのは当然です。研修を基本として現場での教育がたいせつです。また3ヵ月後や半年後に同じ内容の研修を行うことをおすすめします。現場に出て苦労を経験したあとだと、研修の必要性を感じているので現実的な問題として取り組みます。

　また、新人は常に先輩方を見ています。まねられて困ることのないよう、先輩もしっかりと行動しましょう。新人スタッフに聞かれたら、いつでも応えられるようにしてください。

☑ まず最初はシンプルに

30分	オリエンテーション	質問を投げかけて考えましょう。
30分	身だしなみ(⇒p22、24)	鏡に映したり、互いに見ながら整えましょう。
1時間	基本動作(⇒p20、26)	一つひとつ説明をしたあと、何度も繰り返してロールプレイしましょう。
1時間	言葉づかい(⇒p28)	現場での会話を参考に、練習問題をつくり、実際に対話をしてみましょう。

☑ オリエンテーションで教えたいこと

□仕事とは	多くの人とかかわります。そこに必要なのはマナーです。マナー＝相手の立場に立って考えること。自分基準から相手基準に頭を切り換えましょう。
□たいせつなのはマナーとホスピタリティー	患者さまに失礼のないように基本的なマナーを身につけ、思いやりの心(ホスピタリティー)をもってサービスを提供しましょう。
□お給料をもらうことの意味	タダでお金はもらえません。お給料に見合った仕事をするということです。まずマナーをしっかり身につけること、つまり患者さまやスタッフにどう接するかを考えることが最初の仕事です。

☑ 新人教育のポイントをおさえよう

□新人に考えさせる	初めに答えを出してしまうと、考えることをしなくなります。問題を投げかけて考えさせましょう。
□教える側にとってあたりまえでも新人には未知の世界	知らないことを前提に、ていねいに説明しましょう。
□わかりやすい言葉で	まだ専門用語などはわかりません。むずかしい言葉はかみくだいて説明しましょう。
□ダメなものはダメ	規則は規則です。叱るべきところは叱るようにしましょう。
□怒らずに叱る	「怒る」とは自分の感情をぶつけること。「叱る」とは養育的要素を含めて改善点や課題を伝えること。理性をもって叱りましょう。

教えることでステップ・アップ

教えることでステップ・アップ | 7-3

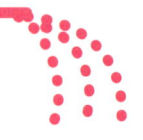

接遇インストラクターになろう

　接遇レベルを上げるためにはさまざまな方法があります。専門講師を招いた接遇研修、スタッフの院外研修への参加などは代表的なものです。このような方法はもちろん有効ですが、自分たちが勉強会を開いてインストラクターとして教えることでさらにステップ・アップすることができます。

●やるなら楽しい勉強会に

　インストラクターというと"先生"をイメージしますが、そうではありません。自分たちで協力し合いながら接遇の勉強会をすることです。各部署から一人ずつ代表者を決めて勉強会の内容について話し合ったり、「笑顔週間」などとその目的に応じたキャンペーンを企画したりします。ときにはスタッフがインストラクターになって話すこともあります。

　勉強会の一番大きなメリットは、インストラクターになって教えることによって学び、身につくことがたくさんあるということです。これ以上の自己の成長の機会はないことをしっかり理解してください。「接遇」を理解し、日常や業務にたとえてわかりやすい言葉で説明しましょう。自分の経験を通して伝えると言葉にリアリティーが出て伝わりやすくなります。接遇という概念を理解したうえで、経験を通して話すことがポイントです。

　これまでに受けた最もつまらなかった授業はどんなものでしたか？　おそらく講師が一方的にしゃべっていたり、ただテキストを読むだけではなかったでしょうか。これでは、受講者が単なる出席者となり、受身のつまらない時間になってしまいます。その時間が楽しかったり充実していれば、次回の参加意欲にもつながります。どのようにしたら充実できるか工夫しましょう。

☑ 勉強会を充実させるには

□一方的な話にしない	・勉強会は、話す者と聴く者の両者でつくりあげる。
□テキストを読むだけで終わらない	・テキストや資料を読むだけでは「読めばわかることをなぜ時間をかけてここで皆でやらなければならないのか」というのが参加者の本音。 ・たいせつなのは参加して何かを感じたり、気づいたり、他者の考えを知ったり、意見を共有すること。
□普段あまり接しない人とグループになる	・スタッフが多い病医院は普段あまり接することのない人たちでグループを組む。
□仲よしグループで固まらない	・少人数の場合、仲よしグループとは違った組み合わせに。 ・コミュニケーションをとることで人間関係もつくる。
□話し合いの時間をつくる	・「考えてもらう」、「話し合ってもらう」時間をつくる。長い時間はいらない。何かテーマを決めてグループで話し合ってもらう。
□発表を行う場をもつ	・テキストや資料で確認する時間とグループの話し合いや発表を行うと、メリハリがつく。

☑ インストラクターになるときのポイント

□質問をこわがらない	質問に答えられないときは「わからない」といってかまわない。時間をもらって再度調べるか、参加者に答えをきいてみる。ともに考えるチャンスに。
□声は大きく	話す声が小さかったり、滑舌が悪いと聞くことに苦労する。相手に対してよほどの興味がないと人は努力してまで聞こうとはしない。自分の話しやすい話し方ではなく、人が聞きやすい話し方を心がける。声は一番後ろの人に届くくらい大きい声を出す。腹式呼吸で発声すると喉を痛めない。
□アイコンタクトをとる	話しているとき、その相手にアイコンタクト（視線の合致）をしっかりとる。「ワン・センテンス、ワン・パーソン」のルールで、一文あたり一人とアイコンタクトをとる。一文をいうときに多数の人の目を見てしまうと、視線が定まらず、キョロキョロとした印象になる。ジグザグに一人ひとりとアイコンタクトをとる。とくに死角になる人がいたら必ず目を合わせる。死角になっている人と一度も目を合わせないと、相手は疎外感を感じてしまう。
□黒板には大きな字でポイントだけを	一字一句書こうとすると時間がかかる。書いている時間は参加者にとって"ただ待っている時間"になり、とても退屈。また、長い時間背中だけを見せていると空間に隔たりができ、共有した時間でなくなる。書くのはポイントを絞って、大きな字で書く。

おわりに
クリニックのサービスを向上するには

●医療はサービス業である

　国が厚生白書で"医療はサービス業である"と位置づけてから20年近くたちました。

　現在、国民の多くがそう認識している以上、そのような視点のものさしで計られていることを忘れてはいけないのです。"サービス向上"をどのように実現していくかは、医療機関で働いている私たちがいつも考えなくてはならないテーマです。

●サービスはさまざま－工夫と心づかい次第

　サービスの提供方法はさまざまです。またその取り組み方もいろいろです。

　現在はITを使ってさまざまなサービスを提供することが可能になりました。24時間webで予約がとれたり、待ち時間をリアルタイムで伝えり、順番待ちの人数や所要時間を携帯メールに送信している施設もあります。また、待合室にAV機器やパソコンを設置して病気の知識の普及に努めている施設もあります。かつてはなかったこのようなサービスはとても便利で助かるものです。

　しかし、よく考えてみましょう。ITがなければサービスができないというわけではありません。患者さまは何を求めているか、という接遇の原点に返れば、いろいろ工夫できるはずです。患者さまがどうしてほしいかを考えることがいちばんたいせつです。

●患者さまは何を求めているか

　私たちが患者さまに提供するサービスは「どうしたら患者さまは安心して受診できるだろう」という視点で考えるものです。安心を積み重ねれば信頼になり、患者さまは継続して来院することができます。その基礎はやはり相手の立場に立って、相手を思いやることです。これが"接遇"です。どんな方法でも接遇は形にすることができます。

　今一度スタッフで患者さまはどうしたら安心できるか、というテーマで話し合い、知恵を出し合いましょう。話し合えばもっと新たなサービスが発見できるはずです。

さまざまな視点で「接遇」について書いてきました。"接遇とは何か" を理解できましたか？

　「接遇のまとめチェック ☑10」で確認してみましょう。「接遇」をインプットできたら、次はアウトプットしてみてください。接遇は一人だけで理解してがんばっても効果はわかりにくいものです。全スタッフが正しく理解し、実践してこそ効果が現れます。みんなで足並みをそろえて、

　さあ　みんなで　接遇へ　ホップ・ステップ・ジャンプ！！

接遇のまとめチェック☑10

□「接遇」の基本的概念を理解している
□業務のなかで「接遇」を行動で表している
□業務のなかで「接遇」を言葉にして伝えている
□自分の日常生活のなかに「接遇」が存在している
□スタッフ間に「接遇」がある職場である
□自分で体験した「接遇」の事例がいくつもある
□事例を用いて後輩に「接遇」を説明できる
□後輩は「接遇」を正しく理解している
□スタッフが「接遇」を話題にしている
□「接遇」の重要性を全スタッフが認識している

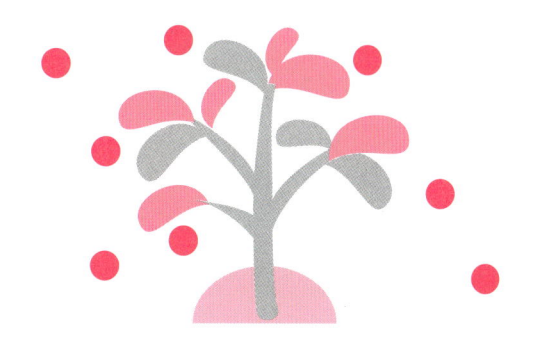

おわりに

著者紹介

山下　郁子（やました　いくこ）

北海道生まれ。株式会社西武百貨店を経て人材教育会社に転職、企業の人材教育に携わる。2002年に独立し株式会社ライブリーを設立。主な仕事の内容は一般企業の社員研修、病院や介護施設等のスタッフ研修、テーマパークやホテル・旅館などの人材の採用や教育を担当。サービス業全般、民間企業や公的機関における人材の育成を行う。時代に対応したホスピタリティーを重視した研修を実施。「常に参加者に問いかける、考える、そして発見」をテーマに"誰にでもわかりやすく"をコンセプトに年間200件を超える研修を実施。

　公益財団法人 実務技能検定協会　サービス接遇検定 1級
　特定非営利活動法人 日本交流分析協会　交流分析士 1級
　一般社団法人 公開経営指導協会認定　サービス・ケア・アテンダント

医療接遇ワークブック
スタッフと考える"おもてなし"の心とスキル

2014年 3月10日 初版 第1刷 発行
2022年 2月10日 初版 第4刷 発行

定価：本体1,600円＋税

著者
山下　郁子

発行所
株式会社プリメド社
〒532-0003　大阪市淀川区宮原4-4-63
新大阪千代田ビル別館
tel=06-6393-7727
fax=06-6393-7786
振替 00920-8-74509
URL https://www.primed.co.jp

レイアウト
有限会社エムズ・アド

ISBN978-4-938866-57-0　C3047
© 2014　by Ikuko Yamashita

スタッフのやる気アップ、スキルアップ、定着率アップに結びつける

院長先生&スタッフのための
院内ミーティングレシピ集
いきいき議論で意識が変わる

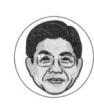

鈴木竹仁 著

■ A5判 143頁
■ 定価：2,200円（税抜価格 2,000円）
■ ISBN978-4-938866-54-9

◎ はじめにより

著者 鈴木竹仁

　自院で悩んでいらっしゃる問題がありましたら、その問題に合ったテーマからお読みいただき実践していただければと思います。きっと今まであまり見たことも聞いたこともなかったようなミーティング"ネタ"がたくさんあると思います。テーマに沿って1年間ぐらいのペースで取り組んでいただくと、ふと気がついたらクリニックやスタッフが大きく変わっていると気づくと思います。その結果、患者さんから褒めていただくことが増え、スタッフ自身の満足度も高まり、働いていて楽しい職場、定着率のアップといったプラスの循環に入っていくと信じています。

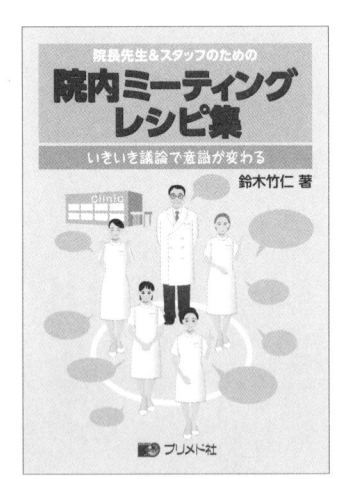

レシピは本書でチェック！

あなたのクリニックで取り組みたい改善ポイントはどれですか？

● クリニック改善の目的 ●

◎ 患者さんの目でモニター調査をするために…
◎ 一歩先の患者さんニーズを知りプラスひと言を伝えるために…
◎ サービスを受ける立場でサービスを考えるために…
◎ 自分の体験から患者さんへの接し方を学ぶために…
◎ 自分の体験から患者さんの思いに気づくために…
◎ 喜ばれたことを共有し院内に広げるために…
◎ 少しでも待ち時間の不平・不満を軽減するために…
◎ 患者さんに病気や治療法をよく理解してもらうために…
◎ 患者さんにきちんと伝わり好印象を与える話し方のために…
◎ 患者さんの口に出さない訴えを察知するために…
◎ 見て聞いてやわらかく感じるメッセージにするために…
◎ 自分の所作が初対面の人にどう映るかを考えるために…
◎ 患者さんにとって心地よい立ち位置を体感するために…
◎ 大人も子どもも居心地のよい待合室にするために…
◎ 新人がわからない暗黙のルールを再確認するために…
◎ 自院の歩みで知った院長の思いを共有化するために…
◎ 患者さんの言動から院内に潜む改善点を見つけるために…
◎ 仕事に意義を見出し誇りをもってもらうために…
◎ 自院のサービスの具体的イメージを全員で共有するために…
◎ 改善に役立つ書籍の内容を全員で共有するために
◎ 初心を思い出し感性豊かに患者さんと接するために…
◎ 短い時間でも院長の一方通行の訓辞にしないために…
◎ 今年の目標・方針を一人ひとりが納得するために…
◎ レセデータをミーティングに活用し増患に役立てるために…
◎ 患者さんからもっと積極的に意見をいただくために…
◎ 患者さんのご意見を改善につなげて実行するために…
◎ スタッフの発言を視覚化してアイデアを発展させるために…
◎ 院内の危険を図上で確認しスタッフ全員に周知するために…
◎ 負担をかけずに無理なく実施するために…
◎ 自分たち自身に関わる問題として考えてみるために…
◎ 上手な対応を練習し院内のルールを決めるために…
◎ いざというときに慌てずに困らなくてすむために…
◎ 患者さんへのお知らせ情報がきちんと見え伝わるために…
◎ 自院のブランドイメージを確立し高めていくために…
◎ すべての患者さんにやさしい対応をするために…

などなど、ユニバーサル・サービスやミーティング継続に関する章もあり、クリニック運営に役立つ1冊です！

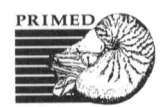

PRIMED *for Primary-care Medicine*
株式会社 プリメド社

〒532-0003　大阪市淀川区宮原4-4-63　新大阪千代田ビル別館
TEL.(06) 6393-7727　　FAX.(06) 6393-7786
URL　https://www.primed.co.jp